AF462587

RECUEIL DE PLUSIEURS PIECES CONCERNANT LE TRAITÉ DES TUMEURS, ET DES ULCERES;

Et l'Extrait qu'on en trouve dans le Journal de Médecine de M. Vandermonde.

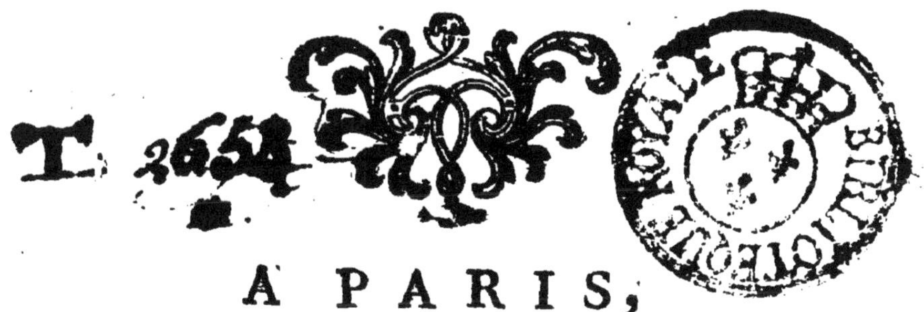

A PARIS,
Chez P. Guillaume Cavelier, rue Saint Jacques, au Lys d'or.

M. DCC. LIX.

Avec Approbation & Privilége du Roi.

AVERTISSEMENT.

I. M. VANDERMONDE a trouvé à propos de donner dans le Journal de Médecine du mois de Juin dernier, l'Extrait d'un Traité anonyme des Tumeurs & des Ulceres. Mais cet Extrait eſt moins un Extrait qu'une Critique amère, & une véritable Satyre. Pour faire entendre les autres Piéces de ce Recueil, on a cru devoir mettre cet Extrait à la tête, & c'eſt-là la *premiere* Piece.

II. Un Médecin de Paris, ami, à ce qu'il paroît, de M. Vandermonde, envoya cet Extrait à un Médecin de province de ſes amis, qu'il croyoit auſſi prévenu que lui pour les talens de M. Vandermonde. Sa Lettre eſt la *seconde* Piece du Recueil. Ce Médecin avoit espéré, dit-on, de faire insérer sa Lettre dans le Journal de Médecine, pour la faire participer à l'immortalité assurée à ce Journal; mais les Dieux en ont décidé autrement, & il a été obligé de l'abandonner à l'incertitude de son sort.

III. Le Médecin de province plus judicieux que son ami, a trouvé très-mauvais l'Extrait de M. Vandermonde; mais comme il est plein de charité, il a cru qu'en faisant voir ses torts à M. Vandermonde, on pourroit le ramener à la raison, parce qu'il est encore jeune, & qu'il doit être docile. C'est dans cet esprit qu'il a écrit à son ami une Lettre assez longue, qui fait la *troisieme* Piece.

IV. Le même Médecin de province, plein de zele pour le vrai, & pour l'honneur de la Médecine, voyant que l'Auteur anonyme du Traité des Tumeurs persistoit à se taire, s'est chargé de dire ce qu'il pensoit & ce qu'il sçavoit sur les dragées du sieur Keyser; ce qu'il a fait avec la vérité qu'un Médecin doit suivre, & l'autorité qu'il a droit de prendre, quand il décide sur des remedes prônés par des Empiriques & gens sans aveu. C'est le sujet d'une seconde Lettre, qu'il a écrite au même Médecin de Paris, & qui est la *quatrieme* Piece du Recueil.

Ainsi si l'Auteur du Traité des Tumeurs a eu le malheur de se voir attaqué par M. Vandermonde qui le connoissoit, il a eu en même tems le bonheur d'être fortement défendu par un Médecin, dont il n'est pas connu, & pour qui il doit avoir une vraie reconnoissance.

V. Enfin, en attendant l'analyse de MM. de l'Académie des Sciences, on a ajouté comme une *cinquieme* Piece, l'analyse que MM. Piat & Cadet, Apoticaires de Paris, ont faite de la poudre du sieur Keyser, avec une adresse & une habileté singuliere. M. Keyser ne s'en plaindra pas; car il l'a adoptée lui-même dans sa *Réponse à l'Auteur anonyme du Traité des Tumeurs & des Ulcères.*

On consent avec joie qu'on juge sur cette analyse de la vertu & de l'efficacité de son remede.

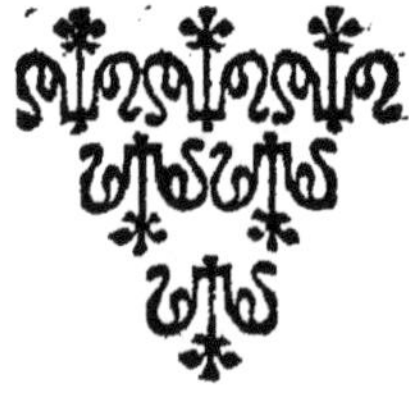

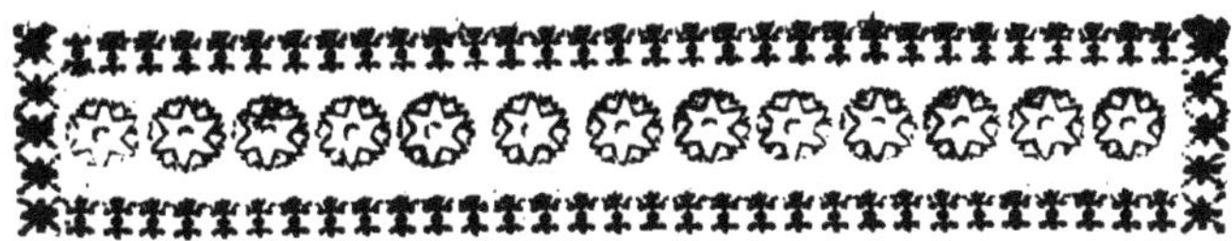

EXTRAIT

Inſéré dans le Journal de Médecine de M. VANDERMONDE, du mois de Juin dernier.

On a mis aux marges de cet Extrait des chifres Romains, qui répondent aux chifres Romains de la ſeconde Lettre du Médecin de Province, où l'Extrait eſt réfuté.

TRAITÉ des Tumeurs & des Ulcères; avec deux Lettres ſur la compoſition de quelques remédes. Deux vol. in-12. *A Paris, chez* Cavelier, *Libraire, rue Saint Jacques.*

LES tumeurs & les ulcères ſont du nombre des maladies qui attaquent le plus fréquemment le corps humain. Cette matiere eſt auſſi une de celles que les Médecins ont le plus ſouvent traitées, & ſur laquelle ils paroiſſent avoir pouſſé plus loin leurs recherches. Quel eſt donc le but que doit ſe propoſer celui qui entreprend d'écrire ſur cet objet? Il doit ou rectifier & perfectionner les connoiſſances, que les Auteurs nous ont tranſmiſes ſur cette partie de la Médecine; ou nous tracer une route nouvelle, préférable à celle que l'on a ſuivie juſqu'à ce jour. Examinons ſi dans l'ouvrage que nous annonçons, l'on a ſatisfait à l'une de ces deux conditions, ou ſi l'on n'a pas plutôt manqué à toutes les deux à la fois.

I. L'Auteur diviſe ſon ouvrage en ſix Livres. Dans le premier, il traite du phlegmon & des tumeurs phlegmoneuſes: le ſecond contient l'éryſipele & les tumeurs éryſipélateuſes: il s'agit dans le troiſieme de l'œdème & des tumeurs œdémateuſes: dans le quatriéme du ſquirrhe & des tumeurs ſquirrheuſes: le cinquieme renferme les tumeurs qui ne peuvent pas ſe ranger ſous aucune des quatre claſſes précédentes: dans le ſixieme on expoſe le traitement des ulcères. Cette diviſion eſt déja fautive, parce qu'elle forme, comme on voit, des exceptions conſidérables, en rejettant dans le cinquieme Chapitre & en faiſant une claſſe ſéparée de pluſieurs tumeurs qui ne peuvent pas entrer dans la diſtribution générale de l'ouvrage; & parce que l'Auteur lui-même paroît ſe contredire, en faiſant deux livres différens du phlegmon & de l'éryſipele, tandis qu'il dit à la page 3 . . : « parce qu'elle diſtingue les phlegmons de l'éryſipele, *qui* » *ſont pourtant dans le fond la même eſpèce de* » *tumeur* ». D'ailleurs, cet ordre ſcholaſti-

II. que a forcé l'Auteur à placer ſous différens chefs, des tumeurs qui ne devroient pas naturellement s'y trouver. Telles ſont la gangrene ſéche ou ſcorbutique, les parotides & les bubons, dont il traite dans l'article des tumeurs phlegmoneuses. Assurément on sçait que le phlegmon n'est point essentiel dans la formation de ces tumeurs, & que le plus souvent elles naissent, croissent & se dissipent, sans donner aucun signe d'inflammation. Pourquoi l'Auteur ne distinguoit-il pas les tumeurs en sanguines, lymphatiques, emphysémateuses & graisseuses? Cela étoit plus simple, & cette division auroit été moins vicieuse.

L'Anonyme dans les causes du phlegmon, prétend que le sang peut s'arrêter dans chaque partie, de trois différentes manieres; par stagnation, par déviation, & par extravasation dans les capillaires lymphatiques. Nous croyons que cette derniere espèce d'inflammation, si elle existe, est toujours produite par quelque cause extérieure violente, & non naturellement, & que cette æthiologie est tout-à-fait idéale. III.

L'Auteur, pour prouver que cette inflammation par extravasation n'est pas hypothétique, a fait l'expérience suivante. Il a battu fortement un chien sur toutes les parties, & il lui a occasionné par cette triste épreuve, une meurtrissure universelle. Il l'ouvrit deux jours après, *quand il crut que la résolution commençoit à se faire*; il fit une forte ligature à l'artère sousclaviere: « J'eus, dit-il, le plaisir de distin- » guer *facilement un grand nombre de veines* » *lymphatiques*, qui venoient des meurtrissu- IV.

» res de la peau ou de l'habitude du corps ; » & je les vis toutes pleines d'une lymphe » plus épaiſſe qu'à l'ordinaire, & d'une » couleur extrèmement rouge, ce qui » prouvoit qu'elles avoient toutes com- » mencé à repomper une partie du ſang » extravaſé dans les meurtriſſures ». Cette expérience ne nous paroît pas, à beaucoup près, concluante. Sur quel fondement l'Auteur penſe-t-il que les petits vaiſſeaux qu'il a vus pleins d'une lymphe fort rouge, étoient des lymphatiques? N'étoit-il pas plus naturel de croire que c'étoit des capillaires ſanguins, comme on le voit dans la tunique albuginée, après quelque exercice violent, ou dans les inflammations de l'œil? Les vaiſſeaux ſanguins qui étoient inviſibles dans l'état naturel, ſont apperçus pour lors par leur gonflement, & ce ne ſont pas les capillaires lymphatiques qui deviennent ſanguins. D'ailleurs l'Auteur nous permettra de lui demander comment il a pu diſcerner que ces vaiſſeaux contenoient une lymphe plus épaiſſe qu'à l'ordinaire, ſi elle étoit réellement *d'une couleur extrèmement rouge*; car la lymphe & le ſang ne ſe diſtinguent dans les vaiſſeaux capillaires, que par la couleur. Si elle étoit la même pour ces deux liqueurs, comment a-t-il pu en faire la diſtinction?

V. L'Auteur aſſure dans le prognoſtic, qu'une tumeur inflammatoire qui doit ſe réſoudre, le fait avant le ſeptieme jour. Ce terme fixe eſt fort illuſoire: nous en avons vu dont la résolution n'a été faite qu'au bout de douze ou quinze jours. Il est même étonnant qu'un Médecin assigne un tems limité pour cette opération de la nature, tandis qu'il sçait qu'elle dépend d'une infinité de circonstances, qui varient dans presque tous les tempéramens ; comme le caractère des solides, la qualité des liquides, la force du cœur & des artères, l'examen des causes, la situation des parties, l'usage des six choses non-naturelles, &c. &c. &c.

VI. Dans les causes de l'abscès, l'Anonyme donne les différences respectives du sang & du pus ; & il dit que le sang est insipide, & que le pus est salin ; que le sang n'est pas rongeant, & que le pus l'est ; que le sang n'a pas de mauvaise odeur, & que le pus en a presque toujours. Il n'y a pas une de ces différences qui soit exacte. Le sang & le pus dans l'état naturel, & quand ils n'ont pas acquis d'altération trop forte, ne sont pas salins ; cela est si vrai, que l'Auteur est en contradiction avec lui-même à ce sujet ; car il dit à la page 43 : « Le » pus louable est égal, blanc, un peu ter- » ne ou cendré, cuit, épais, *douceâtre* ». Il est vrai que le pus devient âcre par le séjour & par l'action des vaisseaux & la chaleur de la partie, mais il en est de même du sang ; les ulcères spontanées des enfans & des vieillards, certaines hémorrhagies en sont des preuves complettes. A l'égard de la mauvaise odeur du sang & du pus, elle n'est pas naturelle. Ces deux humeurs ont une foible odeur, & ne deviennent fétides que par le séjour, la chaleur, le trop de mouvement & de repos, &c. &c.

VII. L'Auteur pense que le sang est plus léger que l'eau, parce qu'il est privé des parties globuleuses & séreuses, & que la partie gélatineuse qui reste dans le pus, *est de sa nature* plus pesante que l'eau. Il nous semble que l'Auteur s'approcheroit plus du langage d'un vrai Physicien, s'il disoit que la partie gélatineuse qui reste dans le pus, est privée des parties huileuses, & non des parties séreuses qui ont une pesanteur spécifique considérable ; & que la partie gélatineuse se précipite au fond, quand elle est convertie en pus ; non parce qu'elle est de sa nature plus pesante que l'eau, mais au contraire, parce que quand elle a souffert toutes les altérations nécessaires pour la convertir en pus, ses molécules intégrantes sont si rapprochées, qu'elle devient plus pesante qu'un pareil volume d'eau. Il s'agit, pour se convaincre, que cette pesanteur ne lui est pas naturelle, de se rappeller que le mucus des narines, celui des bronches & celui qui se détache du sang dans la saignée au pied, ne vont pas au fond de l'eau.

VIII. La gangrene, selon notre Anonyme, est le seul terme usité pour signifier la mortification des parties ; il prétend que le sphacele est un mot presque rejetté du Vocabulaire françois. Ces deux termes sont d'un usage assez familier, & signifient deux dégrés de mortification, très-essentiels à distinguer. Dans les causes de la gangrene, l'Auteur prétend que le froid extérieur gêle la partie, *raréfie* & augmente le volume des liqueurs. On n'a jamais oüi dire que le froid soit capable de raréfier les liqueurs, cela est contraire aux notions les plus communes de physique, & aux expériences les plus ordinaires. Ce qui a induit en erreur l'Auteur, c'est qu'il sçait apparemment que la glace augmente en volume; mais il ignore sans doute que ce n'est pas par la raréfaction du froid extérieur, que ce phénomène s'opere, mais par la condensation & la réunion de l'air intérieur dans la liqueur glacée, qui étant rassemblé en un seul point, occupe plus d'espace qu'auparavant: or ce méchanisme ne peut pas avoir lieu dans les humeurs qui coulent dans nos veines, puisqu'elles ne contiennent pas, comme la Physiologie nous l'apprend, de l'air isolé entre les différens globules qui les composent, ainsi qu'on peut l'observer dans les liqueurs exposées à l'action immédiate de l'atmosphere. IX.

L'Auteur conseille dans la curation de la gangrene, d'employer les saignées répétées, si elle est produite par l'inflammation. Quelle que soit la cause de la gangrene, rien n'est plus pernicieux que la saignée: elle diminue les forces, relâche les fibres, enleve la portion du sang la plus active & la plus propre à vivifier les parties, & ne sert qu'à favoriser la gangrene, X.

bien loin d'en arrêter le progrès. Il sem-
XI. ble que l'Auteur se soit attaché dans son livre à combattre les remedes les mieux accrédités, & ceux dont on a lieu d'espérer plus de succès. Il croit qu'il ne faut pas faire usage du quinquina dans la gangrene, parce que, dit-il, ce remede a mal répondu en France aux espérances qu'on s'en étoit formées. Assurément ou l'Auteur n'a pas lû les cures singulieres & surprenantes faites à ce sujet par ce remede, que nous avons publiées dans nos Journaux (*a*), ou il est peut-être de l'avis de ce certain Pyrrhonien dont parle M. Majault (*b*), qui a soutenu que toutes les observations qu'on nous a envoyées, & dont nous avons fait part au public, étoient fausses, & qui par-là a insulté tout-à-la fois, & ceux qui ont bien voulu nous les communiquer, & nous qui nous sommes chargés de les mettre au jour. Nous croyons devoir le prévenir, que malgré ses doutes mal fondés, l'on conseillera de se servir du quinquina dans la gangrene, comme un des secours les plus puissans qu'on connoisse, & qui est préférable à toute cette liste de remedes extérieurs qu'il nous vante, & que l'on peut consulter dans tous les Auteurs qui ont traité de la gangrene.
XII. Tout ce que l'on trouve dans cet ouvrage sur la gangrene séche, nous a paru n'exciter qu'une légere attention; car ce n'est qu'une copie de ce que plusieurs Auteurs

(*a*) Tom. VI. pag. 178. Tom. X. pag. 209.
(*b*) Journal de Médecine, Tom. X. pag. 271.

ont écrit ſur cette matiere ; il ſemble ſeulement que l'Anonyme ait évité de puiſer dans les bonnes ſources, ſans doute par la crainte que le plagiat ne fût trop manifeſte. Il y a cependant quelques idées qui appartiennent en propre à l'Auteur : quand il dit, par exemple, que la gangrene ſéche vient d'un ſang qui circule lentement, nous ſerions bien à plaindre ſi cette cauſe ſuffiſoit pour produire cette maladie ; combien ne verroit-on pas de gangrenes ambulantes ? Heureuſement les perſonnes de l'Art ne ſe laiſſent pas charmer par de ſemblables illuſions. L'Auteur conſeille encore ici la ſaignée, s'il y a fiévre ou marque d'inflammation ; & il dit même qu'il faut ſaigner dans tous les cas de gangrene. On doit appercevoir aiſément la contradiction manifeſte qu'il y a entre ces deux propoſitions. S'il y a gangrene, & ſur-tout gangrene ſéche, il n'y a point d'inflammation ; celle-ci doit être détruite quand la gangrene ſe déclare ; cela eſt ſi vrai que l'inflammation eſt le reméde ſouverain de la gangrene. Au reſte, il eſt rare que l'inflammation précéde la gangrene ſéche, qui vient preſque toujours dans les vieillards, les perſonnes épuiſées qui ont ſouffert de grandes maladies ou de longues fatigues, ou dans celles dont le ſang eſt corrompu. Ordonner des ſaignées dans ces différens cas, n'eſt-ce pas ſe conduire contre toutes les régles ?

Ce premier livre traite du furoncle, de l'orgueilleux, où l'on ne trouve que des

détails très-courts & très-communs de ces deux maladies. De-là l'Auteur passe
XIII. à la veine de Médine dont il donne la description; ce qui est assez inutile, puisque c'est une maladie inconnue en Europe, d'autant plus que Velschius nous en a donné un traité complet, dans lequel notre Auteur anonyme a puisé toute l'érudition, dont ce chapitre est chargé, quoiqu'il ait grand soin de ne pas avertir de ce petit vol littéraire. Il prétend avec Velschius, que cette maladie est formée par un ver caché sous la peau, qu'il perce pour se faire une issue. Quand l'ouverture est faite, on le tire doucement, on le roule sur un baton ou sur une baguette de plomb, en tournant & en le dévidant ainsi, jusqu'à ce qu'on soit parvenu à l'enlever en entier. Cette opération est difficile; car ce ver qui est gros comme une très-petite ficelle, est d'une longueur prodigieuse, & se rompt très-facilement.

L'Auteur donne ensuite la description du charbon, qui ne contient rien de particulier ni d'intéressant. Dans l'article du panaris, il prétend que tous les Auteurs qui en ont traité, se sont trompés; qu'ils en ont distingué trois espèces; l'une qui a
XIV. son siége sous la peau, l'autre sous le périoste, & la troisieme dans la gaine des tendons: aucun de ces dépôts ou abscès qui se forment dans ces parties, ne *méritent*, selon l'Auteur, de porter le nom de panaris. Il prétend que cette espèce d'abscès se forme entre la racine de l'ongle &

la couche cartilagineuſe qui recouvre le périoſte, & contre laquelle l'ongle eſt attaché. Il appuie ſon ſentiment ſur l'autorité de Fabricius Hildanus, qui ſe hâtoit de faire une inciſion ſur la peau qui couvre la racine de l'ongle où étoit le mal, & *qu'il en ſortoit* une ou deux gouttes de lymphe rouſſe, ce qui procuroit ſur le champ la guériſon du malade; mais s'enſuit-il de ce que Fabricius Hildanus a guéri quelqu'un d'un panaris par cette méthode, que tous les panaris ſoient de même; cette concluſion nous paroît hazardée: c'eſt pourtant celle de l'Auteur. XV.
Il prétend que ces deux gouttes ou deux gouttes & demie de lymphe, produiſent tous les accidens funeſtes du panaris, parce que, dit-il, les liquides fortement comprimés, ſont capables d'une activité qu'on auroit peine à imaginer, comme on le voit dans la machine à Papin: mais l'Anonyme ne ſe trompe-t-il pas? Il n'y a aucune parité entre la machine à Papin, & une goutte de lymphe contenue dans le doigt. La réſiſtance qu'éprouve l'eau dans cette machine, eſt ſi grande, que ſi l'on ne prenoit des précautions, elle caſſeroit les vaiſſeaux qui la contiennent, quelque forts qu'ils ſoient. Dans le doigt, les parties, par la raiſon qu'elles ſont très-compactes, ſont auſſi capables d'un plus grand reſſort, qui diminue par conſéquent beaucoup l'action du liquide; d'ailleurs l'eau dans la machine à Papin, eſt pouſſée par la violence du feu qui la chauffe; dans le

panaris assurément la goutte ou les deux gouttes & demie de lymphe sont dans une chaleur moindre que celles du sang & des autres liqueurs qui ne sont pas épanchées; ainsi toute cette explication est purement

XVI. systématique. Il étoit si simple de dire que cette lymphe prétendue rousse, par son âcreté piquoit, irritoit les nerfs & les tendons, & produisoit tous les accidens qui succédent au panaris. Il falloit dire du nouveau afin de tenir la parole qu'on a donnée dans la Préface; & ces idées ont absolument le caractère de la nouveauté. Dans les causes du panaris, l'Auteur rejette la qualité du sang & des humeurs. Il s'appuie sur ce que l'on n'a jamais vu de ces tumeurs aux doigts des pieds. Premiérement, l'Auteur nous permettra d'en douter; en second lieu, quand cela seroit vrai, que pourroit-on en conclure? que les pieds ne sont pas exposés aux causes déterminantes qui produisent le panaris, comme les mains; mais cela ne prouveroit rien pour les causes efficientes; & cette même lymphe rousse que l'Auteur admet, peut être assez âcre par elle-même, pour s'épancher dans les doigts des pieds comme dans ceux des mains, sur-tout quand les pieds seront sujets aux coups, aux piquûres, &c. c'est ce qui arrive aux pauvres gens qui marchent nuds pieds, & aux femmes qui se servent de chaussure trop étroite.

Nous ne pousserons pas plus loin cette discussion critique, qui, insensiblement, nous meneroit au-delà des bornes que le

Journal nous preſcrit. On peut juger par
cette éſquiſſe du reſte de l'ouvrage. Il ne
renferme que des connoiſſances que l'on XVII.
eſt à portée de puiſer dans pluſieurs Auteurs (*a*) qui ont traité chacune de ces
matieres d'une maniere ſupérieure. La
deſcription des maladies, leurs ſympto-
mes, leur diagnoſtic & leur prognoſtic
ſont en général détaillés d'une maniere
aſſez claire & préciſe : mais l'explication
des cauſes eſt le plus ſouvent fauſſe &
alambiquée, & la curation eſt preſque
toujours ſyſtématique. L'Auteur anonyme a adopté les diviſions de Juncker, &
on voit qu'il s'eſt principalement attaché
à ſuivre un ordre didactique; mais cette
multiplicité de chefs ſous leſquels les choſes ſont préſentées, *forment* une coupe
irréguliere dans l'ouvrage, & *jettent* de
la confuſion dans l'eſprit du Lecteur. On
peut dire qu'on auroit pu faire avec ce XVIII.
Traité des cahiers propres à former des
écoliers, mais qui ne peuvent guères convenir à des Praticiens.

On trouve à la fin du ſecond Volume, deux Lettres. La premiere paroît avoir été faite dans le deſſein de dévoiler au public, la compoſition de quelques remédes, qui ſont ou qui ont été en grande réputation, & dont les Auteurs cachent la préparation. Il s'agit des remédes anti-ſcorbutiques de M. Moret, des bougies de

(*a*) Celſe, Boerhaave, Juncker, Van Swieten, &c. & ſur-tout M. Queſnay dans ſon Traité de la Gangrene.

M. Daran, & de l'emplâtre noir de M. l'Abbé Doyen. Ce dessein généreux qu'a formé l'Auteur, d'enrichir l'Etat de ces découvertes, seroit beaucoup plus utile pour l'humanité, & plus honorable pour lui, si d'un côté la composition de ces remédes n'étoit pas déja à peu près connue d'un grand nombre de personnes, & si de l'autre on pouvoit se fier à la parole d'un Anonyme, qui assure que les recettes qu'il donne de ces prétendus secrets, sont exactement les mêmes que celles que suivent leurs Auteurs. Quoi qu'il en soit, comme quelques personnes pourroient être curieuses d'avoir ces compositions d'après notre Anonyme, nous les publierons à la fin de ce Journal, telles qu'il les a décrites.

La seconde Lettre concerne l'examen de quelques nouveaux remédes qu'on propose pour la guérison des maladies vénériennes. L'Anonyme s'éleve avec force contre le mêlange qu'on a fait du camphre avec le mercure, pour l'empêcher de se porter à la bouche. Il regarde cette composition comme inutile & même comme abandonnée; il nous paroît que loin d'encourager ceux qui ont fait valoir cette découverte, il cherche à les ridiculiser. Il est constant d'abord que le mêlange du camphre avec le mercure a réussi quelquefois; que non-seulement il n'a pas donné la salivation, mais qu'il l'a même arrêtée, quand elle existoit, & que les succès seroient peut-être plus fréquens, si on avoit fait avec prudence & intelligence les tentatives nécessaires à ce sujet. Il y a des observations de Médecins aussi dignes de foi peut-être que l'Anonyme, qui le prouvent; par-là même cette découverte n'est point à mépriser, puisqu'elle a été utile au moins à quelques personnes, & elle est préférable, à tous égards, aux vaines déclamations d'un Auteur, & d'un Auteur anonyme.

A l'égard du sublimé corrosif que l'on employe dans la guérison des maladies vénériennes, l'usage en est véritablement dangereux, à moins qu'il ne soit administré avec la derniere prudence, par des personnes aussi sages qu'éclairées. Nous sommes même très-surpris que l'Auteur qui se déchaîne si vivement contre l'activité de ce poison, ait osé publier dans ce livre qui est écrit en françois, une liste de recettes, dans la composition desquelles entre le sublimé corrosif, tandis qu'il ne doit pas ignorer qu'on peut en abuser, & qu'il est dangereux d'instruire le peuple sur de pareils objets. L'Anonyme ne peut pas disconvenir que le sublimé corrosif ait été conseillé par Boerhaave, par Herman, par plusieurs Praticiens Anglois, & que M. Van-Swieten l'ait employé & l'employe avec succès, puisqu'il a déja guéri plus de cinq cens (*a*) personnes de la vérole par cette méthode. Nous aurions de la peine à croire que l'Anonyme puisse être

(*a*) Voyez le Traité des Tumeurs, pag. 406. Vol. II. Extrait de la Lettre de M. Van-Swieten, à M. Morand.

plus heureux dans le traitement de cette maladie. Au reste, peut-être les effets funestes de ce poison dans le corps humain, ne viennent-ils que de ce que nous ignorons comment il faut le doser, l'allier, le placer, le varier. Le mercure en substance n'a-t-il pas fait des ravages affreux dans les commencemens qu'on s'en est servi pour la guérison des maladies vénériennes? Aujourd'hui cependant il fait des prodiges. Le tartre émétique & l'opium sont des remédes dont on ne sçauroit trop vanter l'efficacité dans un grand nombre de maladies. On sçait cependant que ce sont des poisons : une sage administration fait toute la différence.

La derniere déclamation a pour objet les dragées de M. Keyser. L'Auteur dit que *tous* les Journaux retentissent du mérite de ce reméde. Ceci est une supposition gratuite; car nous n'avons jamais rien publié à ce sujet dans aucun de nos Journaux. Comme il paroît que l'Auteur a eu dessein de nous impliquer dans cette affaire, nous allons le suivre d'un peu plus près que nous n'avons encore fait jusqu'ici. Il dit d'abord, pag. 410 : « Il est donc » très-important de bien examiner son » reméde (il s'agit de M. Keyser) autant » que le soin qu'il prend de le cacher, le » permet, afin de pouvoir en porter un » jugement équitable. La premiere pré- » paration de ce reméde est un mystere » qu'on tient caché.... » Nous demandons à présent à l'Anonyme comment il peut porter un *jugement équitable* ſur un remède dont il avoue lui-même ignorer la compoſition. C'eſt donc partir d'un principe faux ; c'eſt ſe former un fantome pour avoir la gloire de le combattre. Cette réflexion ſeule ſuffiroit pour anéantir tout ce que l'Auteur avance dans ſa Lettre au ſujet des dragées anti-vénériennes, s'il ne nous fourniſſoit à chaque inſtant des armes que nous pourrons tourner contre lui-même. Il prétend que ces dragées ſont compoſées de deux ſubſtances, de manne & d'une poudre blanche. A l'égard de la manne, on en reconnoît le goût, en mâchant de ces pilules, cela n'eſt pas équivoque. Quant à la poudre que l'Anonyme dit être *blanche*, il croit que c'eſt du ſublimé corroſif ; voyons comment il le prouve. Le ſieur Keyſer, dit-il, en avoit donné quelques pincées à un Médecin, *homme de mérite* & *fort inſtruit*; comme il n'en avoit pas aſſez pour en faire l'analyſe, il fut réduit à l'épreuve ſuivante. Il fit chauffer une pelle, il mit deſſus la poudre qu'il avoit du ſieur Keyſer ; il y mit en même tems une pareille quantité tant de précipité blanc, que de précipité rouge : la poudre du ſieur Keyſer s'exhala & ſe diſſipa bientôt par la chaleur de la pelle, & les précipités y reſterent ſans aucune diminution apparente. Tel eſt l'argument invincible par lequel l'Anonyme démontre l'exiſtence du ſublimé corroſif; mais il ignore donc que le mercure coulant s'exhale avec la même rapidité sur une pelle chaude (*a*) & qu'il n'y a pas plus de raison de conclure que c'est du sublimé corrosif, que du mercure en substance. Il est étonnant que l'Auteur se soit laissé abuser à ce point, par une expérience aussi frivole. « Tout semble » confirmer ce soupçon, poursuit l'Anony- » me, le remède du sieur Keyser excite » des nausées & souvent des vomisse- » mens, cause des tranchées, &c. » Mais le mercure doux prescrit à des doses ordinaires, donne très-souvent des nausées, fait vomir quelquefois, & cause des tranchées ; c'est donc se tromper que de conclure de-là qu'il y a du sublimé corrosif dans le remède de M. Keyser, puisque ces effets ne sont pas essentiels au sublimé corrosif, & qu'il y a une autre préparation mercurielle qui peut les produire ? C'est pourquoi, dit l'Anonyme, le sieur Keyser ne fait prendre son remède que le soir, afin que les alimens empêchent les impressions trop vives qu'il pourroit faire sur l'estomac ; preuve qu'il contient du sublimé corrosif. Mais des pilules purgatives faites avec l'aloës, & des drastiques se donnent avec cette précaution. N'y a-t-il que le sublimé corrosif qui puisse ag[illegible]er les intestins & les irriter ?

(*a*) Il en est de même de ce qu'on appelle la chaux grise & la chaux rouge de mercure, qui se dissipent & s'exhalent à un degré de chaleur très-léger, & qui, prises à l'intérieur, donnent des tranchées, des nausées & font vomir. On voit par-là combien les inductions de l'Anonyme à ce sujet, sont de nature à être contestées.

L'Auteur

L'Auteur dit à la page 405, que M. Keyser donne quelquefois cinq cens de ses dragées ; & il admet à la page 401 que chaque dragée peut contenir un vingt-cinquiéme de grain ; cela feroit, selon lui, environ vingt grains de sublimé corrosif, que M. Keyser donneroit à une seule personne, & en aussi peu de tems. Cela est-il non pas vraisemblable, mais possible ? L'Anonyme lui-même dit à la page 401 : *Je doute qu'il y ait personne d'assez robuste pour prendre deux grains de sublimé corrosif impunément* ; & il sçait que M. Van-Swieten assure que deux grains suffisent pour guérir de la vérole ; pourquoi M. Keyser en donneroit-il vingt, quand deux sont suffisans ? Tout ceci est difficile à accorder.

Nous en sçavons un peu plus que l'Anonyme sur cet article. Un Médecin, nous ne disons pas homme de mérite & fort instruit, mais un Médecin digne de foi, a analysé ce remede, n'y a trouvé aucune preuve de sublimé corrosif, & n'en a retiré que du mercure en substance.

Pour ce qui concerne les accidens, tels que les crachemens de sang, la langueur, la pulmonie, qui, selon l'Anonyme, suivent l'usage du remede de M. Keyser ; nous ne pouvons pas le réfuter d'après nous-mêmes, parce que nous n'avons pas suivi de malades traités de la vérole par l'usage de ces dragées ; mais M. le Maréchal de Biron, avec qui nous avons eu l'honneur de nous entretenir plusieurs fois à ce sujet, nous a assuré que sur 3 à 400 ſoldats traités & guéris depuis trois ans, *qu'il* n'en eſt pas encore mort un ſeul, & *qu'il* n'eſt jamais arrivé d'accidens fâcheux ; que ces ſoldats exiſtent, & ne ſont ni pulmoniques, ni languiſſans ; que pour voir ſi le remede n'a été que palliatif, on les a revus & examinés d'année en année, & que ſi l'Anonyme doute de ces faits, & qu'il daigne ſe faire connoître, M. le Maréchal de Biron les lui enverra tous pour ſubir ſon propre examen. Nous avons vu de plus une correſpondance de plus de 2000 lettres, & de plus de ſoixante Médecins & Chirurgiens de Paris & de Province, connus & accrédités : il réſulte de toutes ces lettres les plus grands éloges du remede & des guériſons très-bien conſtatées.

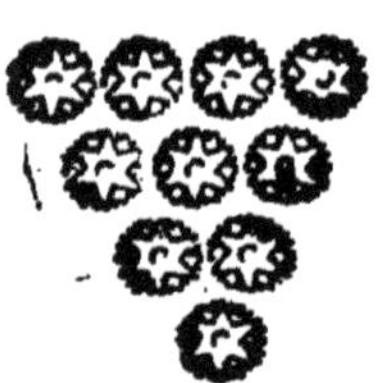

LETTRE D'UN MÉDECIN DE PARIS, *A UN MEDECIN DE PROVINCE.*

MONSIEUR,

Je vous envoye le dernier *Journal de Médecine*, qui vient de paroître; je crois que vous en ſerez encore plus content que des autres Volumes. Vous y verrez ſur-tout un Extrait d'un Traité nouveau de Médecine, intitulé, *Traité des Tumeurs & des Ulceres*, où vous trouverez un ſçavoir, un jugement & une politeſſe, qu'on ne trouve guères dans les autres Journaux. C'eſt, de l'aveu de tout le monde, le meilleur Extrait que le Journaliſte ait encore fait, & il ne contribuera pas peu à augmenter l'estime que vous avez pour lui. Je joins à cet Extrait l'Ouvrage même dont il est question, afin qu'en les comparant ensemble, vous puissiez mieux, Monsieur, juger de la fidélité de l'Extrait.

Je n'aurois rien à ajouter, si les deux Lettres qu'on trouve à la fin du Traité des Tumeurs, ne m'obligeoient pas de vous informer de quelques anecdotes, qui, à ce que je crois, pourroient bien n'être pas venues à votre connoissance. Dans la *premiere* de ces Lettres, on parle de quelques remedes dont on faisoit un secret. Ces remedes sont les remedes anti-scorbutiques de feu M. du Moret; les bougies de M. Daran, & l'emplâtre noir de M. l'Abbé Doyen. A en croire le Journaliste, ces compositions étoient déja connues d'un grand nombre de personnes, & il peut avoir raison pour Paris; mais il n'ajoute pas, ce qui est pourtant vrai, que ces personnes mêmes qui les connoissoient, en faisoient un mystère, & que ces compositions étoient absolument ignorées dans la province, ce qui suffit pour qu'on doive ſçavoir quelque gré à l'Auteur qui les publie.

Pour diminuer la reconnoiſſance qu'il mérite, le Journaliſte tâche d'inſpirer des ſoupçons ſur la vérité de ces recettes : *Qui nous aſſurera*, dit-il, *que les recettes qu'un Anonyme donne de ces prétendus ſecrets, ſont exactement les mêmes que celles que ſuivent leurs Auteurs ?* Mais ne pourroit-on pas lui demander avec plus de raiſon, qui lui inſpire de pareils doutes ? Sont-ce les perſonnes à qui la compoſition de ces remedes étoit déja connue, à ce qu'il prétend ? Sont-ce les Auteurs mêmes de ces compoſitions, dont deux ſont en vie, & dont l'autre a laiſſé des héritiers qui diſtribuent ſes remedes, & qui ont intérêt à décréditer la compoſition qu'on en donne ? Non, c'eſt le Journaliſte ſeul, qui ſans aucune connoiſſance dans cette matiere, trouve à propos d'inſpirer ces défiances au public.

Mais ce qu'il y a de plus ſurprenant, c'eſt que le Journaliſte adopte ces mêmes recettes, & qu'il les tranſcrit dans la ſuite de ſon Journal, en quoi il ſe condamne viſiblement lui-même ; car si ces recettes sont *aussi connues* qu'il le dit, ou *aussi suspectes* qu'il le prétend, il ne falloit point en multiplier les copies.

Dans la *seconde* Lettre, il s'agit de quelques nouveaux remedes anti-vénériens, & sur-tout du sublimé corrosif, qu'on propose aujourd'hui comme un spécifique assuré pour la guérison des maladies Vénériennes.

L'Auteur de cette Lettre, après avoir parlé de la prévention où l'on donne sur cet article, fait l'énumération de ceux qui conseillent le sublimé corrosif. Il compte dans ce nombre, Paul Herman, autrefois Professeur de Leyde ; un Empirique de Londres, dont parle M. Turner ; le célebre Boerhaave ; M. Van-Swieten, premier Médecin de l'Impératrice ; un Chirurgien major d'une Compagnie des Gardes du Corps, nommé *Petit*, & M. Fabre, Chirurgien de S. Côme.

Dans cette énumération, l'Auteur du Traité des Tumeurs n'avance rien qui ne soit certain. Tous les Auteurs qu'il nomme, proposent hautement l'usage du sublimé corrosif comme un ſpécifique. Ils conviennent qu'ils s'en ſervent, & prétendent même s'en ſervir avec ſuccès.

Malheureuſement, cet Auteur a compris dans cette claſſe le ſieur Keyſer, Empirique à la mode, qui débite des dragées & qui les débite comme un remede ſouverain ; & par un malheur plus grand encore, il a dit que *tous les Journaux avoient retenti du mérite de ce remede.* Croiriez vous, Monſieur, que ces mots euſſent dû exciter la colere du Journaliſte ; ils l'ont pourtant excitée : *Nous n'avons rien publié*, dit-il, *à ce ſujet dans aucun de nos Journaux, & c'eſt chercher à nous impliquer dans cette affaire, ce qui nous oblige de le ſuivre d'un peu plus près, que nous n'avons encore fait juſqu'ici.* C'eſt être prompt à ſe fâcher ; mais pour le calmer, il ſuffit de lui dire, ce qui eſt vrai, que l'Auteur du Traité des Tumeurs ne penſoit point à lui, & qu'il ignoroit qu'il y eût un Journal de Médecine.

Je ne crois pas qu'on puiſſe appaiſer auſſi facilement la colere du ſieur Keyſer; elle eſt fondée ſur un intérêt plus réel : il s'agit de sa fortune ; aussi se plaint-il amèrement de l'Auteur anonyme sur *trois* articles ; sur ce qu'il a dit de la nature de son remede ; sur ce qu'il avance que son remede est dangereux ; & sur ce qu'il prétend qu'il est inefficace pour la guérison des maladies Vénériennes, pour lesquelles il les donne.

Votre Journaliste chéri, entre vivement dans les ressentimens du sieur Keyser, jusqu'à appeller *déclamation*, l'exposé de l'Auteur du Traité des Tumeurs, qui ne sçauroit être plus simple. Si je ne craignois pas de vous déplaire, Monsieur, je serois bien tenté de défendre l'Auteur du Traité, qui n'a tort sur aucun article, & de combattre votre Journaliste qui a tort sur tous.

I. L'Auteur du Traité décrit exactement la manipulation des dragées du sieur Keyser, & fait voir qu'elles sont composées de manne pour la plus grande partie, & d'une poudre qu'il croyoit blanche, parce qu'il ne l'avoit pas vue. Il avoue que la préparation de cette poudre *est un mystere*[a] *qu'on tient caché*,

[a] Traité des Tumeurs, Tom. II. pag. 416.

& que le ſieur Keyſer, pour la mêler avec la manne, *s'enferme dans un cabinet.* Il ajoute *qu'il y a de fortes raiſons de croire que c'eſt du ſublimé corroſif* Il rapporte l'expérience d'un Médecin habile & fort inſtruit, qui en ayant eu quelques pincées du ſieur Keyſer, les mit ſur une pelle chaude, & mit à côté une pareille quantité de précipité blanc & de précipité rouge. Les deux précipités reſterent ſur la pelle ſans aucune diminution, au lieu que la poudre du ſieur Keyſer s'exhala & ſe diſſipa bientôt.

C'eſt ſur cette expérience que l'Auteur anonyme a cru pouvoir conclure que la poudre du ſieur Keyſer n'étoit pas un précipité de mercure, puiſqu'elle n'en avoit pas la fixité; mais un véritable ſublimé, & un ſublimé corroſif.

Tout ſemble, ajoute-t-il, [b] *confirmer ce ſoupçon: le remede du ſieur Keyſer excite des nauſées & ſouvent des vomiſſemens, cauſe des tranchées & des envies d'aller inutiles, met les malades dans un état de langueur, & dans un mal au*

[b] Ibid. pag. 417.

cœur presque continuels ; ce qui prouve qu'il irrite l'estomac & les intestins, & qu'il est par conséquent d'une nature corrosive.

C'est pourquoi, continue cet Auteur, *le sieur Keyser qui connoît la nature & les qualités de son remede, ne le fait prendre que le soir après souper, afin que les alimens empêchent les impressions trop vives, qu'il pourroit faire sur l'estomac, & que le sommeil où l'on se livre, en rallentisse encore l'activité. On sçait que ceux qui ont voulu s'écarter de cette regle, ont eu sujet de s'en repentir, & ont été forcés de s'y conformer.* Qu'y a-t-il donc dans ce jugement, qui doive choquer le sieur Keyser ? L'Anonyme convient qu'il ne connoît point sa poudre, ou qu'il ne la connoît que par l'expérience d'un de ses amis. C'est sur cette expérience, & sur les effets que les dragées du sieur Keyser produisent, qu'il *soupçonne*, car c'est le terme dont il se sert, que ces dragées contiennent du sublimé corrosif. Le sieur Keyser prétend-il interdire aux Médecins le droit de conjecturer & de soupçonner sur la nature du remede qu'il débite ; & malgré la réalité des angoiſſes que ſon remede cauſe aux malades qui s'en ſervent, ſe flatte-t-il de les contraindre à convenir que ſon remede eſt doux & benin. Mais je vais plus loin, Monſieur ; quand l'Auteur anonyme auroit décidé, & décidé formellement que la poudre du ſieur Keyſer étoit du ſublimé corroſif, quel ſujet le ſieur Keyſer auroit-il de ſe plaindre ? Il ſe trouveroit par-là au rang d'Herman, du célebre Boërhaave, de Monſieur Van-Swieten, c'eſt-à-dire, des Médecins de la plus grande réputation, qui tous ont loué, approuvé, employé le ſublimé corroſif dans les mêmes cas où le ſieur Keyſer employe ſa poudre.

II. Si le ſieur Keyſer eſt mal fondé ſur le premier article, il l'eſt plus mal encore ſur le ſecond, où il s'agit d'examiner ſi l'uſage intérieur du ſublimé corroſif eſt sûr. L'Auteur du Traité des Tumeurs ne parle qu'en général des remedes, où entre le ſublimé corroſif, & ne dit rien en particulier du remede du ſieur Keyſer. Il a donc tort d'appliquer à ſon remede ce qu'on dit contre l'uſage intérieur du ſublimé corrosif, s'il est vrai, comme il le prétend, que son remede n'en contienne point. Mais enfin, quand même le remede du sieur Keyser contiendroit du sublimé corrosif, auroit-il droit de se plaindre du jugement que l'Auteur du Traité porte. Ne voit-il pas qu'il porte le même jugement des remedes de M. Boerhaave & de M. Van-Swieten, qu'il n'a eu certainement aucune intention d'offenser.

III. Après tout, je crois que le sieur Keyser pardonneroit facilement à l'Auteur anonyme ses réflexions sur la nature & sur le danger de son remede; mais il ne sçauroit digérer le décri où il va le mettre en publiant hautement son inefficacité, & en attestant sur un grand nombre de faits, qui lui sont connus, que les malades après avoir été long tems tourmentés, sortent de ses mains plus malades que quand ils s'y sont mis.

J'avoue que l'Auteur du Traité des Tumeurs le dit expressément, & en cela ses observations sont conformes à un grand nombre de faits imprimés, qui ont été opposés au sieur Keyser par les malades mêmes, dont il avoit trompé l'attente, & à un plus grand nombre encore de faits pareils, non imprimés, mais connus des Médecins & des Chirurgiens de Paris. Cela eſt un peu plus poſitif que les 2000 lettres & les certificats prétendus de plus de 60 Médecins ou Chirurgiens, qu'on a fait voir au Journaliſte.

Le ſieur Keyſer peut-il eſpérer de ſupprimer cette foule de faits qui s'élevent contre lui. Prétend il que les Médecins ſe taiſent, tandis qu'il publiera tous les mois de longues liſtes des malades qu'il a guéris. Je ſçais bien que ces liſtes ne font plus aucune impreſſion à Paris, où l'on ſçait à quoi s'en tenir; mais elles font encore illuſion dans la province; & cela ſuffit pour obliger à parler les Médecins, qui ſont prépoſés par état à veiller à la conſervation de leurs concitoyens.

Je finis, Monſieur, en vous apprenant qu'il y a grande apparence que le jugement que l'Auteur anonyme a porté du remede du ſieur Keyſer, tournera à l'avantage du public. Ceux qui protegent le ſieur Keyſer, & qui ſont de bonne foi, l'ont obligé de soumettre son remede à l'examen de Chymistes éclairés, qui en ont fait une analyse exacte. On assure qu'ils ont trouvé que ce n'étoit point du sublimé corrosif, mais une préparation de mercure faite avec un acide végétal, & qui n'est gueres plus corrosive que le sublimé doux. Tant pis pour M. Keyser; plus son remede sera doux, & moins il sera actif, moins il sera efficace; à peine méritera t-il d'être comparé à la simple panacée.

On m'a dit que l'Auteur du Traité des Tumeurs choqué des clameurs du sieur Keyser alloit donner une nouvelle Lettre, où après avoir exposé la préparation du remede de M. Keyser, qui lui est à présent connue, il compareroit l'efficacité de ce remede avec celle des autres préparations de mercure. M. Keyser doit craindre cet examen : tous ceux qui m'en ont parlé, sont persuadés que les dragées du sieur Keyser auront enfin le même sort que les fumigations du sieur Charbonnier; & que la Médecine devra aux soins du même Médecin, l'avantage d'être délivrée de ces deux especes de remedes.

P. S. Je viens d'apprendre Monſieur, une nouvelle qui m'a ſurpris & qui vous affligera. L'Extrait du Traité des Tumeurs qui m'a charmé, n'eſt point, dit-on, du ſçavant Journaliſte que vous eſtimez tant. On prétend qu'il lui a été communiqué ; mais je ne ſçaurois vous dire par qui, car on varie beaucoup à cet égard. Qu'importe après tout, que ce ſoit Bavius ou Mævius ? Du moins eſt-il certain qu'il ne peut venir que de quelque Médecin chagrin, qui fait des livres, & des livres loués dans le Journal de Médecine, parce qu'il en fait l'extrait lui-même ; mais mal vendus chez le Libraire, parce qu'ils ne conviennent à perſonne ; qu'ils ſont trop ſçavans pour ceux qui ne ſçavent rien ; qu'ils le ſont trop peu pour ceux qui ſçavent quelque choſe ; & qu'ils ſont longs, obſcurs, ténébreux pour tout le monde. Je ſuis,

MONSIEUR, &c.

LETTRE DU ME'DECIN DE PROVINCE, AU ME'DECIN DE PARIS.

On a mis aux marges de cette Lettre des Chiffres romains, qui répondent à ceux qu'on a mis aux pages de l'Extrait imprimé ci-devant.

IL faut avouer, Monsieur, qu'il y a bien peu de charité parmi les gens de lettres. M. Vandermonde dans son Journal de Médecine, du mois de Juin dernier, donne un mauvais Extrait *du Traité des Tumeurs*, où en voulant critiquer ce livre, il fait autant de fautes que de réflexions. Ses Confreres ne font qu'en rire, & vous en riez, Monsieur, comme un autre, par les louanges ironiques que vous lui donnez. L'Auteur même du Traité critiqué n'en paroît point affecté ; enfin, tout le monde se tait : ce silence va servir à augmenter la présomption de ce Journaliste ; & le voilà perdu pour toujours. Cependant comme il est jeune, il y auroit peut-être quelque lieu d'espérer qu'il pourroit s'amander, si l'on vouloit bien l'avertir de ses torts. C'est un bon office que je veux lui rendre ; & vous allez juger, si je l'admire autant que vous le croyez. Comme je me propose d'examiner toutes ses réflexions, je vais m'assujettir à suivre l'ordre qu'il a suivi lui-même.

I. Il blâme la division des Tumeurs que l'Auteur du Traité a suivie, en les distinguant en quatre classes : les Tumeurs phlegmoneuses, les Tumeurs érysipélateuses, les Tumeurs œdémateuses & les Tumeurs squirrheuses. Cette division adoptée par tous les Médecins, est prise de la différence qu'il y a entre les symptomes les plus apparens des Tumeurs, & saute par conséquent aux yeux de tout le monde ; car toutes les Tumeurs sont avec douleur, chaleur & rougeur; ou ſont ſans douleur, ſans chaleur & ſans rougeur. Dans la *premiere* claſſe, ou la rougeur perſiſte dans la partie, même comprimée, & toutes ces Tumeurs ſont des Tumeurs phlegmoneuſes; ou la rougeur s'évanouit quand on comprime la partie, & toutes ces Tumeurs ſont des Tumeurs éryſipélateuſes: il en eſt de même dans *l'autre* claſſe; car ou ces Tumeurs ſont molles, cédent à l'impreſſion du doigt, & gardent les veſtiges de cette impreſſion, & alors on les appelle *œdémateuſes*; ou elles ſont dures & rénitentes, & ne cedent point à l'impreſſion du doigt, & alors on leur donne le nom de *ſquirrheuſes*.

Voilà donc les quatre claſſes des Tumeurs bien diſtinctes & bien évidentes: *Mais*, dit le Journaliſte, *cette diviſion eſt fautive*, & elle ne renferme point toutes les Tumeurs. Qui l'ignore? L'Auteur du Traité n'en a-t-il pas averti lui-même? mais quel inconvénient y a-t-il? On n'a qu'à faire une cinquieme claſſe de Tumeurs, comme l'Auteur a fait, dont le caractere diſtinctif ſoit de ne pouvoir pas être renfermée dans les quatre claſſes précédentes; & par-là tout ſe trouve rangé dans un ordre facile & méthodique.

Mais, réplique le Journaliſte, *pourquoi l'Auteur ne diſtinguoit-il pas les Tumeurs en ſanguines, lymphatiques, emphyſémateuſes & graiſſeuſes? Cela étoit plus ſimple*, à ce qu'il prétend, & *cette diviſion auroit été moins vicieuſe.*

Cette déciſion prouve que M. Vandermonde eſt mal inſtruit des regles d'une bonne diviſion.

1°. La diviſion qu'il propoſe, eſt priſe de la nature de l'humeur qui produit la Tumeur; or, l'on ne convient pas toujours de la nature de l'humeur qui cauſe chaque eſpece de Tumeur; du moins cette différence ne ſaute-elle point aux yeux; & l'incertitude feroit continuelle, quand il s'agiroit de diſtinguer les genres des Tumeurs. Ainſi cette diviſion ne ſçauroit être approuvée quand on a l'eſprit juſte, & qu'on cherche à rendre claires les matieres qu'on traite.

2°. Cette diviſion expoſe à une ſoudiviſion. Après avoir diviſé les Tumeurs en ſanguines, lymphatiques, emphysémateuses & graisseuses ; il faudroit soudiviser les Tumeurs sanguines en Tumeurs phlegmoneuses, & en Tumeurs érysipélateuses ; il faudroit soudiviser de même les Tumeurs lymphatiques en Tumeurs œdémateuses, & en Tumeurs squirrheuses. Or, ce seul défaut doit faire rejetter la division proposée, & jamais, si l'on aime la clarté, on ne doit s'embarquer dans un pareil détail de divisions & de soudivisions.

3°. Un troisiéme défaut ; c'est que cette division, si on l'admettoit, partageroit le Traité des Tumeurs d'une maniere bien singuliere ; les seules Tumeurs sanguines tiendroient les trois quarts du livre, & les autres trois especes n'en feroient qu'une très-petite partie.

Enfin, la division qu'on conseille, est absolument vicieuse, en ce qu'elle ne comprend point les Tumeurs recrémentitielles & excrémentitielles, c'est-à-dire, les Tumeurs formées par les humeurs, qui portent ces noms : or, ces Tumeurs font une classe particuliere, distincte des autres, & une classe nombreuse. C'est ainsi que le squirrhe & le cancer des mammelles viennent du vice du lait ; que le ſquirrhe du foye vient du vice de la bile ; que le ſpermatocèle ou le ſquirrhe des teſticules vient du vice de la ſemence, qui s'arrête dans ſes canaux ; c'eſt ainſi que preſque toutes les maladies éryſipélateuſes de la peau viennent du vice de l'humeur de la ſueur, ou de l'humeur ſébacée, qui en s'arrêtant dans leurs propres vaiſſeaux ſécrétoires ou excrétoires les gonflent, comme l'a fait voir l'Auteur du Traité des Tumeurs. On peut donc, ſans héſiter, regarder cette premiere réflexion de M. Vandermonde, comme une *premiere mépriſe.*

M. Vandermonde trouve mauvais que l'Auteur du Traité des Tumeurs ait placé dans l'article des tumeurs phlegmoneuſes, la gangrene ſéche ou ſcorbutique, les parotides & les bubons. A l'égard de la gangrene ſéche, comment n'a-t-il pas compris qu'on n'en parloit dans l'article des tumeurs phlegmoneuſes, qu'à l'occaſion de la gangrene inflammatoire, & pour finir ce qui regardoit cette maladie. II.

Quant à ce que le Journaliſte ajoute, *que le phlegmon n'eſt pas eſſentiel dans la formation des parotides & des bubons, & que le plus ſouvent ces tumeurs naiſſent, croiſſent & ſe diſſipent ſans aucun ſigne d'inflammation*; je ne ſçaurois me diſpenſer de lui dire, que c'eſt une preuve de ſon peu d'expérience en Médecine; car il n'y a point de Praticien qui ne ſçache, que le phlegmon eſt eſſentiel dans la formation des parotides & des bubons, & que ces tumeurs ne viennent jamais ſans une inflammation plus ou moins grande. Comment les diſtingueroit-on autrement des tumeurs purement ſcrophuleuſes, avec leſquelles ces tumeurs conviennent pour tout le reſte. Comptons donc cette réflexion du Journaliſte pour une *ſeconde mépriſe*.

III. L'Auteur du Traité reconnoît pour cauſes du phlegmon, la *ſtagnation* du ſang dans ſes vaiſſeaux capillaires, ſa *déviation* dans les veines lymphatiques, & ſon *extravaſation* par le déchirement des veines ſanguines ou des veines lymphatiques. Le Journaliſte s'éleve hautement contre cette derniere cause : *Nous croyons*, dit-il, *que cette derniere espece d'inflammation, si elle existe, est produite par quelque cause extérieure, violente ; & non naturellement.* Il ignore donc que Hollier [a] a vu une personne, en qui le sang ruisseloit de l'hypochondre droit sans aucune ouverture sensible & sans qu'aucune cause violente eût précédé. Il ignore que Bruchner [b] rapporte une observation pareille d'une ouverture de veine, faite sans aucune cause apparente. Je pourrois lui citer moi-même un fait semblable, dont j'ai été témoin dans une femme, en qui le sang sortoit d'un point imperceptible du front en forme de jet, toutes les fois que ses regles venoient mal. Personne n'ignore que dans les personnes fort blanches, & dont la texture est délicate, il arrive souvent que quelque petit vaisseau capillaire casse à l'œil dans les chaleurs de l'été, & cause des petits points d'ecchymo-

[a] Oper. practicor. *edit. Genevensis, in-4°. ann.* 1635. pag. 584. *inter rara quædam.*

[b] *In Selectis Medicis Francofurtensibus.* Vol. III, Tom. I. pag. 187.

ſes, qui ſe diſſipent dans peu de jours. Mais citons à M. Vandermonde des faits, qui ſoient plus à ſa portée. Il connoît peut-être les taches, en latin *petechiæ*, qui arrivent dans les fiévres pourprées, & les taches violettes ou noirâtres, dont la peau eſt couverte ſi ſouvent dans le ſcorbut; or, il ne peut pas douter que ces taches ne viennent de la rupture de quelque vaiſſeau capillaire dans la peau, & de l'extravaſation de quelques gouttes de ſang qui en eſt la ſuite. Ainſi en avançant que cette étiologie eſt tout-à-fait idéale, il eſt évident qu'il eſt tombé dans une *troiſieme mépriſe* palpable.

IV. Le Journaliſte prétend enſuite que l'Auteur du Traité des Tumeurs, *pour prouver que cette inflammation par extravaſation n'étoit pas hypothétique, a fait l'expérience ſuivante: Il battit fortement un chien*, dit-il, *& il lui cauſa une meurtriſſure preſque univerſelle, il l'ouvrit deux jours après, & ayant fait une ligature à l'artère ſouclaviere, il eut, à ce qu'il dit, le plaiſir de diſtinguer un grand nombre de veines lymphatiques, pleines d'une lymphe plus épaiſ-*

ſie

ſe qu'à l'ordinaire, & d'une couleur extrêmement rouge, ce qui prouvoit qu'elles avoient commencé à repomper une partie du ſang extravaſé dans les meurtriſſures.

Cet exemple eſt une preuve évidente de l'inattention avec laquelle M. Vandermonde a fait cet Extrait; car certainement l'Auteur du Traité des Tumeurs n'a pas employé cette expérience pour prouver qu'il ſe fait des extravaſations de ſang *ſans cauſe extérieure violente*. Dans ce cas, l'expérience qu'il rapporte, loin de prouver, comme il le croit, qu'il ſe fait des extravaſations de cette eſpèce, ſe tourneroit directement contre lui, & prouveroit le contraire: mais cet Auteur l'a employée, comme il paroît par le paſſage même allégué, pour expliquer comment ſe fait la réſolution du ſang extravaſé dans les ecchymoſes, & pour faire voir que le ſang eſt repompé par les veines lymphatiques.

Le Journaliſte continuant de s'égarer, prétend 1°. que l'Auteur anonyme n'a pas pu diſtinguer ſi les vaiſſeaux pleins de ſang étoient des *veines lymphatiques ou des veines ſanguines*; mais s'il étoit Anatomiſte, il ſçauroit qu'en liant la veine ſouclaviere on intercepte le cours de la lymphe dans les vaiſſeaux lymphatiques, & qu'on eſt en état par-là de diſtinguer leurs ramifications preſque juſqu'à leur origine.

Il prétend 2°. *que l'Auteur du Traité n'a pas pu diſcerner que ces vaiſſeaux contenoient une lymphe plus épaiſſe qu'à l'ordinaire*, dès qu'il convient qu'elle étoit *extrèmement rouge*; comme ſi cette couleur rouge étrangere l'eût empêché de reconnoître que cette lymphe étoit plus viſqueuſe, plus gluante & plus épaiſſe qu'à l'ordinaire. Voilà, Monſieur, pluſieurs mépriſes entaſſées enſemble. Faiſons pourtant quelque grace à M. Vandermonde, & ne les comptons toutes que pour une *quatrieme mépriſe*.

V. Suivant le Journaliſte, l'*Auteur aſſure dans le prognoſtic du phlegmon, qu'une tumeur inflammatoire qui doit ſe réſoudre, le fait avant le ſeptieme jour*; ſur quoi il ajoute, que *ce terme fixe eſt fort illuſoire; qu'il a vu des phlegmons*, *dont la résolution n'a été faite qu'au bout de douze ou quinze jours ; qu'il est même étonnant qu'un Médecin assigne un tems limité pour cette opération de la nature, tandis qu'il sçait qu'elle dépend d'une infinité de circonstances qui varient.*

Mais cette doctrine est assez inutilement employée. L'Auteur anonyme n'étoit pas capable d'assigner un terme fixe à la résolution des phlegmons, aussi ne l'a-t-il pas fait. Il ne dit pas dans l'endroit cité par le Journaliste, ce qu'il lui fait dire ; mais il dit en propres termes : [c] *qu'on a raison d'attendre la résolution, quand la dureté, la chaleur & la douleur du phlegmon sont médiocres, & quand on s'apperçoit que la tumeur commence à diminuer avant le septieme jour ou un peu après le septieme.* C'est donc là une *cinquieme méprise* du Journaliste, supposé que cette réflexion ne mérite pas un nom un peu plus fort que celui de *méprise*.

VI. Le Journaliste prétend que l'Auteur du Traité des Tumeurs met entre le sang & le pus, des différences qui ne sont *point exactes*. Pour le prouver, il

[c] Pag. 22. Tom. I.

cite l'endroit du Traité des Tumeurs où l'Auteur dit, [d] *que le ſang eſt inſipide & que le pus eſt ſalin; que le ſang n'eſt pas rongeant & que le pus l'eſt; que le ſang n'a pas de mauvaiſe odeur, & que le pus en a preſque toujours.* Je vois, Monſieur, que vous m'allez dire; peut-on conteſter de pareilles aſſertions? Oüi, Monſieur; le Journaliſte les conteſte; & pour le faire avec quelque ſuccès, il choiſit les cas où le pus eſt le plus louable, & ceux où le ſang eſt le plus gâté; & il croit pouvoir conclure de-là, qu'ils ne ſont ni l'un ni l'autre, ni ſalins, ni rongeans, ni de mauvaiſe odeur. Vous connoiſſez ce ſophiſme, Monſieur, c'eſt ainſi qu'on pourroit prouver que l'été eſt auſſi froid que l'hyver, en comparant certains jours de l'été qui ſont froids, avec certains jours de l'hyver qui ſont aſſez doux. Vous ne trouverez donc pas mauvais, que, ſans entrer dans une plus grande diſcuſſion, je compte ce raiſonnement pour une *ſixieme mépriſe.*

VII. Le Journaliſte dit que l'Auteur du Traité *penſe que le ſang eſt plus léger*

[d] Pag. 39. Tom. I.

que l'eau, parce qu'il est privé des parties globuleuses & séreuses, & que la partie gélatineuse qui reste dans le pus, est de sa nature plus pesante que l'eau.

J'avoue que je ne comprends point ce que le Journaliste veut dire; mais il me paroît certain qu'il fait dire à l'Auteur du Traité le contraire de ce qu'il dit. Cet Auteur ne croit pas *que le sang soit plus léger que l'eau, parce qu'il est privé de ses parties globuleuses & séreuses;* mais il croit au contraire, [e] que le sang devient plus pesant que l'eau, quand il perd ces parties là, comme il arrive quand il se change en pus; parce qu'en perdant ses parties globuleuses & séreuses, il perd une grande partie des molécules d'air qui y sont renfermées. C'est en vain que le Journaliste cite l'exemple *du mucus des narines, de celui des bronches, & des filamens gélatineux* qui paroissent dans la saignée du pied & qui nagent dans l'eau, pour prouver que la partie gélatineuse du sang ne doit pas tomber au fond de l'eau. Comment ne comprend-il pas que ces mucus contiennent beau-

[e] Pag. 81. n°. 3. Tom. I.

coup de parties séreuses, & beaucoup de parties d'air, ce qui met une différence marquée entre le pus & ces mucus.

Enfin, il *semble* au Journaliste, *que l'Auteur s'approcheroit plus du langage d'un vrai Physicien, s'il disoit que la partie gélatineuse qui reste dans le pus, est privée des parties huileuses.* Mais il faut donc qu'il nous apprenne à distinguer ces parties huileuses qu'il suppose dans la partie gélatineuse, & que personne n'y a encore reconnues. S'il y a dans le sang quelque chose qui approche de la nature de l'huile, ce sont les parties globuleuses, & l'Auteur du Traité n'a pas manqué d'avertir que la dissipation de ces parties contribue beaucoup à rendre plus pesante la partie gélatineuse qui forme le pus. Concluons donc que l'envie de critiquer l'Auteur du Traité, a séduit le Journaliste, & l'a fait égarer dans une suite de réflexions fausses, que nous pouvons regarder comme une *septieme méprise*.

VIII. Le Journaliste blâme l'Auteur anonyme d'avoir dit, *que la gangrene est le seul terme usité pour signifier la mor-*

tification des parties, & que le sphacèle est un mot presque rejetté du Vocabulaire François. Mais le Journaliste n'est pas mieux instruit dans la Grammaire que dans la Médecine. Avant que de décider, que ne consultoit-il le Dictionnaire de l'Académie Françoise, qui doit servir de régle en cette matiere. Il y auroit trouvé en son rang le mot de *gangrene*, comme un mot usité dans la langue; mais il n'y auroit pas trouvé celui de *sphacèle*, qui n'est point dans l'usage commun. Je consens pourtant que ceux qui font parade d'une vaine érudition, & qui aiment à dire *herpes*, au lieu de *dartre*, disent de même *sphacele*, & même *nécrose*, au lieu de *gangrene*. Mais il n'est pas moins certain que la remarque du Journaliste est fausse, & que c'est une *huitieme méprise*.

IX. Il est beau d'entendre raisonner le Journaliste sur la raréfaction que produit la congélation. Il prouve sçavamment qu'elle est due à l'expansion de l'air contenu dans l'eau qui se gele; & c'est le seul endroit, où il raisonne juste dans son Extrait. Mais il revient bientôt à sa maniere ordinaire de raisonner : *Ce méchanisme*, dit-il, *ne peut pas avoir lieu dans les humeurs qui coulent dans les veines, puisqu'elles ne contiennent pas, comme la Physiologie nous apprend, de l'air isolé entre les différentes parties qui les composent.*

Il est aisé de voir par ce raisonnement que la Physiologie du Journaliste est fort courte, puisqu'il ignore que toutes les humeurs de notre corps contiennent une grande quantité de parties d'air qui y sont confondues, mais qui s'en séparent en foule, dès qu'on les met dans la machine du vuide. C'est donc une *neuvieme méprise*, & une *méprise* très-grande que d'avoir ignoré un fait si généralement connu.

X. Le Journaliste condamne l'Auteur du Traité *d'avoir conseillé dans la curation de la gangrene d'employer les saignées répetées, si elle est produite par l'inflammation.* Il falloit dire *si elle est produite par l'excès d'inflammation*; car c'est ainsi que l'Auteur [f] parle, & il a raison de parler ainsi. Il s'agit dans cet endroit de la gangrene qui vient de

[f] Pag. 66. n. 1. Tom. I.

l'inflammation; la raiſon démontre donc que pour remédier à cette eſpèce de gangrene, & en arrêter les progrès, il faut s'attacher à emporter, ou à affoiblir la cauſe qui la produit, ſçavoir, l'excès de l'inflammation : or, nul moyen plus efficace pour diminuer l'inflammation, que les ſaignées répétées, ſelon l'exigence des cas; & c'eſt une pratique conſtamment ſuivie par les Médecins éclairés, & autoriſée par les ſuccès.

Après cela permis au Journaliſte d'employer de vaines paroles, pour dire que la ſaignée *diminue les forces, relâche les fibres, enleve la portion du ſang la plus active & la plus propre à vivifier les parties, & ne ſert qu'à favoriſer la gangrene, bien loin d'en arrêter les progrès.* Comment n'a-t-il pas compris, qu'avec de pareilles phraſes, ſuppoſé qu'on les voulût admettre, il pourroit prouver que la ſaignée eſt un obſtacle certain à la réſolution des inflammations. Ainſi, malgré ce vain étalage, mettons les reproches qu'il fait à l'Auteur anonyme, d'avoir conſeillé la ſaignée dans la gangrene inflammatoire, au nombre de ses *méprises ordinaires*, & comptons-la pour la *dixieme*.

XI. *Il semble*, dit le Journaliste, *que l'Auteur du Traité des Tumeurs se soit attaché dans son livre, à combattre les remedes les mieux accrédités, & ceux dont on a lieu d'espérer le plus de succès.* Qui ne croiroit à ce début que l'Auteur du Traité ne soit tombé dans quelque lourde faute? Tout son crime cependant se réduit à dire [g] que les Médecins d'Ecosse & d'Angleterre, ont recommandé l'usage interne du quinquina dans la gangrene; qu'on a essayé ce remede en France, mais que le succès a mal répondu aux espérances qu'on avoit données, & que ce remede n'a paru réussir, que quand la gangrene étoit produite ou accompagnée d'une fiévre tierce ou double tierce, & par conséquent intermittente, & du ressort du quinquina; que cependant il étoit d'avis qu'on employât le quinquina dans tous les cas de gangrene, parce que ce remede ne peut produire de soi aucun mauvais effet.

[g] Pag. 57, 68. Tom. I.

Assurément rien n'est plus sensé, rien n'est plus vrai que ce discours, & l'on pourroit citer un grand nombre d'observations qui justifient ce qu'on avance, & qui ont été faites par des Médecins les plus éclairés. Qu'a donc pu trouver le Journaliste à y reprendre : il est bon de l'entendre lui-même.

L'Auteur du Traité, dit-il, *croit qu'il ne faut pas faire usage du quinquina dans la gangrene, parce que ce remede a mal répondu en France aux espérances qu'on s'en étoit formées*. Mais en cela il altere les paroles de l'Auteur qu'il veut critiquer, & lui fait dire le contraire de ce qu'il dit, comme on vient de l'observer.

Assurément, continue le Journaliste, *ou l'Auteur n'a pas lû les cures singulieres & surprenantes faites à ce sujet par ce remede, que nous avons publiées dans nos Journaux*. Oui, assurément, il ne les a pas lûes, puisqu'il ignoroit même que le Journal du sieur Vandermonde existât.

Ou, ajoûte-t-il, *il est peut-être de l'avis de certain Pyrrhonien, qui a soutenu que toutes les observations qu'on nous a envoyées , & dont nous avons fait part au public, étoient fausses.* Je ne sçais pas ce que penseroit l'Auteur du Traité, s'il avoit lû ces observations, mais je sçais que pour moi qui les ai lûes, je suis du sentiment de ce Pyrrhonien, qui paroît si blâmable à M. Vandermonde.

Enfin, le Journaliste termine sa critique d'un ton bien digne d'un sçavant Praticien, comme lui : *Nous croyons*, dit-il, *devoir le prévenir que malgré ses doutes mal fondés, l'on conseillera de se servir du quinquina dans la gangrene, comme un des secours des plus efficaces & des plus puissans qu'on connoisse.* A lui permis ; mais, à en juger par la réputation que M. Vandermonde se fait, il ne le conseillera jamais à personne. Vous jugez bien, Monsieur, que ce tas de réflexions fausses & de mauvais raisonnemens qu'on vient de relever, mérite bien d'être compté pour une *onziéme méprise.*

XII. Toutes les réflexions du Journaliste sur ce que l'Auteur du Traité dit de la gangrene séche, sont également frivoles ; & il ne faut que les rapporter pour en faire ſentir la futilité : 1°. *Tout ce que l'on trouve*, dit-il, *dans cet Ouvrage ſur la gangrene ſéche, n'eſt qu'une copie de ce que pluſieurs Auteurs ont écrit ſur cette matiere.* Je crois deviner de quels Auteurs le Journaliſte entend parler ; mais m'en croirez-vous, Monſieur, c'eſt pourtant un fait dont j'ai la preuve en main. La même doctrine que l'Auteur enſeigne ſur la gangrene ſéche dans ſon Traité, il l'enſeignoit publiquement, il y a plus de trente ans, dans le tems que les Auteurs que le Journaliſte déſigne, commençoient leur apprentiſſage ; & c'eſt de l'Auteur anonyme que ces Auteurs déſignés par le Journaliſte, ont appris cette doctrine, ſuppoſé qu'ils l'entendent.

2°. L'Auteur du Traité enſeigne que la gangrene ſéche vient de ce que le ſang circule lentement dans les parties affectées, & qu'il y répand une ſéroſité âcre. Le Journaliſte ſaiſit ces mots avec empreſſement, & croit pouvoir les tourner en ridicule : *Nous ſerions bien à plaindre*, dit-il, *ſi cette cauſe ſuffiſoit pour produire cette maladie.*

Combien ne verroit-on pas de gangrenes ambulantes? Il ignore donc qu'il y a différens degrés dans le ralentissement du sang, de même que dans l'acrimonie de la lymphe, & que ces différens dégrés constituent des maladies différentes.

3°. Enfin, il revient encore à la saignée, que l'Auteur du Traité recommande dans la gangrene séche dans certains cas, & tout ce qu'il dit sur ce sujet est une preuve de son ignorance dans la pratique. Qu'il sçache donc, que l'inflammation & la fievre surviennent quelquefois dans la gangrene séche, & que dans ce cas, il faut avoir recours à la saignée. Qu'il sçache même qu'il faut l'employer dans tous les cas, si l'état du pouls le permet, afin de faciliter la circulation du sang, & de prévenir les engorgemens, dont plusieurs parties sont menacées; & comptons sa critique pour une *douzieme méprise.* Il est vrai, comme cet Auteur l'enseigne, [a] que ces saignées doivent être & plus rares & plus petites dans la gangrene séche, que dans les cas ordinaires, & qu'il faut donner en même tems au malade des remedes intérieurs, propres à

[a] Page 81. Tom. I.

corriger le vice du ſang, & à en ranimer la circulation.

Le Journaliſte ne fait que deux ré- XIII.
flexions, ſur ce qui regarde la veine de Médine.

L'une que cette diſcuſſion étoit *inutile, puiſque c'eſt une maladie inconnue en Europe*; mais cette diſcuſſion étoit du moins néceſſaire, pour empêcher que quelque Chirurgien ne vînt encore fournir à l'Académie des Sciences quelque Mémoire, pour prouver que ce mal n'eſt qu'un clou, & que le ver qu'on croit en retirer, n'eſt que le bourbillon ou la corde du clou, qu'on allonge & qu'on file en l'attirant.

L'autre, que l'Auteur a *puiſé dans Velſchius toute l'érudition dont ce Chapitre eſt chargé*. Mais l'Auteur n'y a pas puiſé les citations des Auteurs qui ont écrit depuis Velſchius; non plus que celles des Auteurs qui ont vu le dragonneau eux-mêmes, ou des maladies qui y ſont analogues. Tout ce qu'il a donc pris dans Velſchius, & tout ce qu'il a pu y prendre, ſe réduit à quelques citations d'Auteurs Arabes, très-fautives, & qu'il lui a fallu rectifier.

Mais enfin, ajoûte le Journaliste ; *l'Auteur a eu grand soin de ne pas avertir de ce petit vol littéraire.* Il est petit en effet ; mais il est faux qu'il n'en ait pas averti. Pouvoit-il le faire plus expressément, qu'en disant, comme il fait, [b] que Velschius a publié une *sçavante Dissertation sur ce sujet, où il n'y avoit rien à désirer, qu'un peu plus d'ordre.*

Convenez-donc, Monsieur, que les imputations, que M. Vandermonde fait à l'Auteur Anonyme par rapport à ce qu'il a dit de la veine de Médine, peuvent être regardées comme une accusation maligne ; mais je veux bien ne la compter que comme une étourderie, ou si vous voulez une *treiziéme méprise.*

XIV. Le Journaliste paroît être bien fâché de n'avoir rien à critiquer sur la nature qu'on donne au panaris, conforme en tout à la description que les Anciens Auteurs en ont faite, & à la signification naturelle du nom, que ce mal porte. Les observations d'Hildanus achevent de mettre cette question hors de

[b] Pag. 125. Tom. I.

tout doute, & on n'a qu'à les suivre, pour en être pleinement convaincu. Après cela, permis aux ignorans d'établir trois ou quatre especes de panaris, & de confondre ainsi des maladies qui n'ont aucun rapport ensemble, ni quant à leur siége, ni quant à leur cause primitive. Ne laissons pourtant pas de mettre leur sentiment, quoique autorisé par le Journaliste, au nombre des erreurs, & des erreurs dangereuses pour les malades; & à l'égard de M. Vandermonde, comptons les pour sa *quatorziéme méprise.*

L'Auteur du Traité des Tumeurs, dit le Journaliste, *prétend que deux gouttes, ou deux gouttes & demie de lymphe, épanchées sous l'ongle, produisent tous les accidens funestes du panaris*, & pour le faire comprendre, il cite l'exemple de la machine de Papin, où l'on sçait, dit-il, *que les liquides fortement comprimés, sont capables d'une activité qu'on auroit peine à imaginer.* XV.

Que fera donc l'Auteur du Journal pour détruire un exemple si concluant. Il prendra le parti de soutenir *qu'il n'y a aucune parité entre la machine à Pa-*

pin, & une goutte de lymphe contenue dans le doigt. Or, voici comme il prétend le prouver. *La résistance*, dit-il, *qu'éprouve l'eau dans cette machine est si grande, que si l'on ne prenoit des précautions, elle casseroit les vaisseaux qui la contiennent, quelque forts qu'ils soient. Mais dans le doigt*, continue-t-il, *les parties par la raison qu'elles sont très-compactes, sont aussi capables d'un plus grand ressort, qui diminue par conséquent beaucoup de l'action du liquide.*

Premier raisonnement pitoyable. L'ongle & la couche cartilagineuse qui est dessous, & entre lesquelles les gouttes de lymphe sont épanchées, sont *très-compactes*, de l'aveu même du Journaliste. Elles représentent donc par-là plus exactement la machine de Papin. *Mais*, continue le Journaliste, *ces parties sont par-là même capables d'un plus grand ressort, qui diminue beaucoup l'action du liquide.* Je doute qu'on ait raison de conclure que l'ongle & la couche cartilagineuse ont un plus grand ressort par la raison qu'elles sont très-compactes. Mais, sans s'arrêter à discuter ce fait, il est certain du moins que ce ressort de l'ongle & de la couche cartilagineuse, tel qu'il soit, loin de diminuer l'action du liquide épanché, doit l'augmenter considérablement, parce que ce ressort pousse, & est repoussé à son tour, & que cette action & réaction réciproque, souvent répétées, doivent mettre le liquide en état de produire des effets qui n'arriveroient pas autrement.

Mais d'ailleurs, poursuit le Journaliste, *l'eau dans la machine à Papin est poussée par la violence du feu qui la chauffe; dans le panaris assurément, la goutte ou les deux gouttes & demie de lymphe, sont dans une chaleur moindre que celles du sang & des autres liqueurs qui ne sont pas épanchées.*

Autre raisonnement pire encore que le précédent. Quand cela seroit, comment le Journaliste sçait-il que cette chaleur, quoique moindre que celle du sang, ne suffit pas pour produire les accidens du panaris; mais cette supposition est évidemment fausse. Le bout du doigt malade devient bientôt chaud, brulant, enflammé, & la lymphe épanchée y acquiert une chaleur fort supérieure à la chaleur naturelle du ſang, ce qui ſuffit pour détruire tous les vains raiſonnemens qu'on oppoſe.

Ainſi, conclut le Journaliſte, *toute cette explication* du panaris *eſt purement ſyſtématique*. Ainſi, puis-je conclure avec plus de raiſon, toutes les réflexions que cet Auteur oppoſe, méritent bien d'être comptées pour une *quinziéme mépriſe*.

XVI. Le Journaliſte trouve mauvais qu'on attribue toujours la cauſe du panaris à une piquûre ou à une contuſion. Il prétend *qu'il eſt ſi ſimple de dire, que cette lymphe prétendue rouſſe, par ſon âcreté piquoit, irritoit les nerfs & les tendons, & produiſoit tous les accidens qui ſuccédent au panaris*. Mais c'eſt ignorer abſolument la maniere dont le panaris ſe forme, que d'admettre une pareille cauſe.

1°. Le panaris n'arrive jamais qu'à la ſuite d'une piquûre, qui perce la racine de l'ongle, & qui donne lieu à l'extravaſation de quelques gouttes de lymphe, ou d'une contuſion ſubite ſur la racine de l'ongle, qui la fait plier en-dehors ou qui l'enfonce en dedans, & qui en la détachant en quelque point, y fait extravaſer de même quelque peu de lymphe.

2°. Il arrive aux perſonnes les mieux conſtituées, par l'une ou par l'autre de ces cauſes, ſans qu'on puiſſe ſuppoſer aucun vice, ni aucune âcreté dans la lymphe, capable d'y contribuer.

3°. Il n'arrive jamais aux perſonnes les plus cacochymes, & en qui la lymphe eſt le plus viciée, à moins que l'une de ces deux cauſes n'ait précédé.

4°. Il n'arrive jamais qu'aux gens de travail, aux couturieres, & aux gens qui exercent quelque art méchanique, & par-là ſujets à ſe piquer ou à s'écraſer les bouts des doigts.

5°. Enfin, il n'arrive point aux doigts des pieds, quoique les doigts des pieds ayent la même conformation que ceux des mains.

Que répond à cela l'Auteur du Journal? *Premierement, qu'il doit lui être permis de douter que le panaris ne vienne qu'aux doigts des mains.* On y conſent ſans peine; mais on le défie d'alléguer aucun exemple du contraire.

En ſecond lieu, continue-t-il, *quand cela ſeroit, que pourroit-on en conclure?*

que les pieds ne ſont pas expoſés aux cauſes déterminantes, qui produiſent le panaris, comme les mains; mais cela ne prouveroit rien pour les cauſes efficientes, & cette même lymphe rouſſe peut être aſſez âcre par elle-même, pour s'épancher dans les doigts des pieds, comme dans ceux des mains.

Le Journaliſte qui vient de demander la permiſſion de douter des faits certains qu'on lui allégue, nous accordera bien la permiſſion de douter des poſſibilités qu'il imagine, & en attendant, de compter ſes frivoles réflexions ſur la cauſe du panaris, pour une *ſeizieme mépriſe.*

XVII. A en croire le Journaliſte, le Traité des Tumeurs *ne renferme que des connoiſſances, que l'on eſt à portée de puiſer dans pluſieurs Auteurs, qui ont traité chacune de ces matieres d'une maniere ſupérieure;* & là-deſſus, il cite à la marge, *Celſe, Boerhaave, Juncker, Van-Swieten, & ſur-tout M. Queſnay.*

Je ne doute pas que l'Auteur du Traité des Tumeurs n'ait bien ri de ſe voir renvoyé à étudier M. Queſnay; & je vous avoue que je n'ai pas pu m'empêcher de rire moi-même de voir M. Quesnay, mis au-dessus de Celse, de Boerhaave, de Juncker & de Van-Swieten, & *sur-tout*, dit-on, *M. Quesnay*. Tâchez, Monsieur, de sçavoir si l'on croit que le Journaliste ait parlé sérieusement dans cet endroit, & si l'on ne regarde pas son *sur-tout M. Quesnay*, comme une ironie piquante.

Mais parlons sérieusement, Monsieur; M. Vandermonde trouve donc que le Traité des Tumeurs *ne renferme que des connoissances communes, que l'on est à portée de puiser dans les Auteurs ordinaires*. Qu'il nous apprenne donc dans quels Auteurs on trouve ce que l'Auteur des Tumeurs enseigne sur la nature & les causes du Panaris; sur le siége particulier des différentes maladies de la peau; sur la distinction des deux sortes de squirrhe, le squirrhe lymphatique & le squirrhe récrémentiel; sur la nature & les causes du cancer & des tumeurs carcinomateuses; sur la génération des hydatides, & sur la formation des doubles poches, dont elles sont quelquefois revêtues; sur les preuves qu'il apporte, que les hydatides & les loupes, sont dans le fond la même espèce de mal, & ne different entre elles que par accident; enfin sur les Gommes ou Tumeurs gommeuses.

Il faut être bien mal instruit de l'état de la Médecine, pour n'avoir pas senti que toutes ces questions sont traitées dans cet ouvrage d'une maniere également neuve & solide; c'est pourquoi, le jugement que M. Vandermonde porte à cet égard, doit être regardé comme une *dix-septieme méprise.*

XVIII. Enfin, M. Vandermonde termine son Extrait par des paroles assez peu judicieuses: *On peut dire*, dit-il, *qu'on auroit pu faire avec ce Traité des cahiers propres à former des Ecoliers; mais qu'il ne peut guères convenir à des Praticiens.* Je comprends bien que M. Vandermonde a eu dessein de déprécier cet ouvrage, en disant qu'on auroit pu *faire avec ce Traité des cahiers propres à former des écoliers.* Il ne connoit donc pas la valeur de ces expressions. Si l'on avoit pu faire avec ce Traité *des cahiers propres à former des écoliers*, il faut que ce Traité soit clair, méthodique, concis, & qu'il renferme en même-tems tout

ce

ce qu'il y a d'important, d'essentiel & de nécessaire à sçavoir sur ce sujet. Et quelle plus grande louange peut-on donner à un Traité dogmatique ? Plût à Dieu que tous les ouvrages de la même espèce, méritassent d'être regardés comme des *cahiers propres à former des écoliers*, on ne verroit pas tant de livres dogmatiques, obscurs, confus, sans ordre & sans méthode, & remplis de tant d'inutilités ou de redites.

Mais, continue M. Vandermonde, *ces cahiers ne peuvent* guères *convenir à des Praticiens*. Qu'est-ce donc qui a pu arrêter la plume du Journaliste, & pourquoi n'a-t-il pas tranché hardiment que ces cahiers ne pouvoient servir de *rien* aux Praticiens ? Apparemment qu'il a senti lui-même la fausseté d'une décision si générale. Pourquoi n'a-t-il pas senti de même que la modification qu'il y mettoit, ne la rendoit pas plus vraie. En effet, pourquoi ce Traité ne conviendroit-il point aux Praticiens, ou du moins à ceux qui veulent le devenir ; car ce n'est que pour eux qu'il a été publié. N'y distingue-t-on pas dans chaque maladie, les différens cas qui peuvent se présenter à traiter; n'y propose-t-on pas sur chaque cas les remedes les plus sûrs, les plus efficaces & les plus utiles; n'avertit-on pas des remedes qu'il faut éviter, ou qu'il ne faut employer que dans des circonstances particulieres. Faudroit-il, pour mériter l'approbation du Journaliste, qu'on y eût fait un vain étalage des remedes frivoles & infidéles, qu'on trouve dans la plûpart des Traités, & qui ne servent qu'à déshonorer la Médecine, en la faisant regarder comme une science très-incertaine. On doit donc compter cette derniere réflexion du Journaliste pour une *dix-huitieme méprise.*

J'ai suivi jusqu'ici, Monsieur, comme vous voyez, le Journaliste pas à pas, & j'ai trouvé que les dix-huit critiques qu'il fait sur le Traité des Tumeurs, sont autant de méprises & de méprises palpables.

M. Vandermonde n'ignoroit point, à ce que je crois, quel étoit l'Auteur de ce Traité. Il sçavoit qu'accoutumé depuis long-tems à enseigner la Médecine, à en connoître toutes difficultés, à en manier toutes les queſtions, il étoit capable de ſaiſir le vrai ſur ces matieres, ou du moins d'éviter le faux. Comment a-t-il pu préſumer de pouvoir mordre ſur cet ouvrage? N'a-t-il pas dû craindre le ſort du ſerpent de la fable, qui perdit, dit-on, ſes dents à vouloir ronger une lime.

C'eſt peut-être pour l'excuſer qu'on vous a dit, Monſieur, que l'Extrait n'étoit pas de lui, & qu'il lui avoit été communiqué par Bavius ou par Mævius. Cela n'eſt pas impoſſible: je les connois l'un & l'autre, & ils ſont bien capables d'un Extrait de cette eſpèce. Mais je ne comprends pas ce qui auroit pu obliger M. Vandermonde à adopter, ou à demander leurs ſecours; ſon Extrait pouvoit-il être pire, quand il l'eût fait lui-même.

Comme je voudrois ſincerement contribuer à corriger M. Vandermonde, je vous prie de faire paſſer juſqu'à lui cette Lettre. Vous pouvez en tout cas la rendre publique. Il eſt bon de réprimer les ſaillies d'un jeune homme, qui s'eſt chargé de l'emploi de Journaliſte dont il n'eſt pas capable,

& qui ne s'en ſert que pour inſulter des gens qui valent mieux que lui. S'il vous revient qu'il ſe prête à mes leçons, c'eſt une marque qu'il en profitera, & cela doit donner quelque eſpérance pour lui, *Erubuit, res ſalva eſt*. Mais s'il réſiſte à ces avertiſſemens charitables, on n'en doit rien attendre. Dans ce cas, j'aurai perdu ma peine, mais j'aurai eu du moins le plaiſir de m'entretenir avec vous, & d'éclairer le public ſur les procédés d'un Journaliſte, qui n'a cherché qu'à lui faire illuſion. Je ſuis, &c.

SECONDE LETTRE DU MÉDECIN DE PROVINCE, A UN MÉDECIN DE PARIS,

Sur les Dragées du sieur Keyser.

VOUS avez raison, Monsieur, je commence à croire que l'Auteur du Traité des Tumeurs ne répondra point au sieur Keyser. Il a sans doute des occupations plus importantes. A sa place, j'ai envie d'y répondre moi-même. Je comprends bien que le public y perdra; mais il perdroit encore davantage si on l'abandonnoit à l'illusion qu'on cherche à lui faire; & qu'on négligeât de l'éclairer sur le jugement qu'il doit porter des Dragées du sieur Keyser.

Avant que d'entrer en matiere, j'ai deux réflexions à faire qui pourroient seules juger la question, & qu'il est important, par conséquent, de ne point omettre. *La premiere* regarde le caractere de l'Auteur du Traité, & du sieur Keyser. Je ne connois point l'Auteur anonyme; mais je sçais par l'Avertissement, qui est à la tête de son Livre, que c'est *un vieux Médecin, qui a passé sa vie à étudier, à pratiquer & à enseigner la Médecine.* S'il en faut croire, ce que vous me mandez vous-même, c'est un Médecin expérimenté dans le traitement des maladies vénériennes, & qui en a étudié long-tems la théorie & la pratique.

Je connois encore moins M. Keyser; mais je sçais qu'il fait actuellement un métier qui n'est pas le sien, & qu'il ne le fait que parce qu'il y a été déterminé par des hasards auxquels il ne s'attendoit pas lui-même. Nous avons donc pour tenants dans cette dispute, d'un côté, un Médecin habile, & instruit de la nature & des remedes des maladies vénériennes; & de l'autre, un homme qui n'est ni Chirurgien ni Médecin ; mais qui prétend être possesseur d'un secret excellent, que le hasard lui a fourni, & dont il ne connoît guères ni la vertu ni les effets.

Je tire ma *seconde* réflexion de l'intérêt qu'ils ont l'un & l'autre dans la question qui les partage. L'Auteur anonyme n'a point de motif personnel de blâmer le remede du sieur Keyser. Il n'a point de secret, dont il craigne le discrédit, si ce remede s'établit. Il n'appréhende pas d'ailleurs que ce remede diminue ses pratiques, puisqu'il assure qu'il est [a] *obsédé par les personnes que le sieur Keyser n'a pas pu guérir*. Il est donc très-apparent que le jugement qu'il porte, ne vient que de la persuasion intime où il est; & dans une personne judicieuse, cette persuasion doit être fondée. A l'égard du sieur Keyser, sa fortune dépend de son secret: si les mesures qu'il a prises pour le distribuer dans tout le royaume peuvent se soutenir, il sera bien-tôt très-opulent; mais il est ruiné, si elles vien-

[a] Tom. II. pag. 428.

nent à manquer. Dans une pareille situation, il eſt difficile de croire que le ſieur Keyſer, quand il ſeroit auſſi éclairé que l'Auteur anonyme, fût en état de porter un jugement auſſi vrai ſur le mérite de ſon remede.

Mais quelque fortes que ſoient ces préſomptions, je ne veux pas, Monſieur, que vous vous déterminiez par-là. La vérité y perdroit trop, ſi on négligeoit de profiter des avantages, que peut fournir l'examen du remede en lui-même. J'ai le bonheur d'être mieux inſtruit de la préparation du remede du ſieur Keyſer que l'Auteur anonyme. On convient qu'il a bien décrit la manipulation des dragées, depuis que la poudre blanche & la manne ont été mêlées; mais comme il n'avoit jamais vu cette poudre blanche, à ce que vous me marquez, il n'a pu donner ſur ſa nature que des conjectures, qui ne ſe ſont pas trouvées vraies, comme vous l'avez obſervé.

Mais j'ai été plus heureux que lui; j'ai eu une aſſez grande quantité de cette poudre, & j'en ai ſçu la préparation. Ainſi je puis parler ſur cette matiere affirmativement, & découvrir le ſecret que le ſieur Keyſer a tâché de tenir caché tant qu'il a pu. Cette poudre blanche, ou plutôt d'un blanc ſale, en quoi conſiſte toute la vertu des dragées, eſt une préparation mercurielle, comme on l'avoit bien ſoupçonné, qui mérite d'être décrite.

On fait d'abord un *Æthiops per ſe*; vous ſçavez, Monſieur, qu'il y a pluſieurs procédés pour le faire; celui que le ſieur Keyſer employe, eſt le même que celui que M. de la Garaye a indiqué. Il ſe ſervoit au commencement d'une grande caiſſe conique, ou en pain de ſucre renverſé, garnie d'un mouſſoir de la même figure. Il rempliſſoit la caiſſe d'eau commune, & y mettoit une certaine quantité de mercure révivifié du cinnabre; après quoi, à force de tourner le mouſſoir avec vîteſſe, & de froiſſer le mercure dans l'eau qui le contenoit, il parvenoit à le changer en poudre noire ou en *Æthiops per ſe*. Il doit à M. Vaucanſon, habile Machiniſte, l'avantage d'avoir ſimplifié cette machine. Il ſe ſert à préſent d'une eſpèce de bacquet couvert, où il met l'eau & le mercure, & où, par le moyen de plusieurs palettes ou battoirs qui y sont renfermés, & qu'un cheval fait mouvoir, il parvient à convertir assez vîte le mercure en poudre noire ou en *Æthiops per se.*

Il prend alors cette poudre, la met dans une machine à mousser d'une figure conique, y applique un moussoir proportionné & de la même figure, & remplit le vuide de vinaigre distillé. Le même cheval, qui fait agir les palettes ou battoirs du bacquet, fait mouvoir aussi en même tems le moussoir de cette seconde machine; par-là, le vinaigre fortement froissé, pénetre la poudre noire, & ils s'élevent ensemble en une écume blanche, qui ressemble à de la crême fouettée. Le sieur Keyser ramasse cette écume avec soin, l'étend sur des assiettes ou des plats de fayence, la laisse dessécher, & c'est-là ce qui forme la poudre blanche, la base de son remede.

Cette poudre sent fortement le vinaigre, & il n'y a pas lieu d'en être surpris lorsqu'on sçait sa composition. Elle paroît avoir quelque chose d'onctueux ſous les doigts. Si on l'expoſe à une chaleur aſſez légere, le contour noircit d'abord, & il s'en éléve un tas de petites gouttes diſtinctes de mercure coulant, ce qui continue de même juſqu'à ce que tout le mercure s'étant exhalé, il ne reſte plus qu'une eſpèce de charbon, fort léger, formé par les parties de vinaigre.

Je ne dis rien, Monſieur, de la nature de cette poudre qui ne ſoit juſtifié par les expériences de MM. Piat & Cadet, Apoticaires de Paris, & par l'analyſe qu'ils en ont faite, dont on m'a envoyé une copie. J'ai pris la peine de répéter la plûpart de leurs opérations, & j'en ai reconnu la vérité ; mais il n'eſt pas néceſſaire d'inſiſter à louer cette analyſe, puiſque le ſieur Keyſer, en adoptant l'écrit de ces deux Meſſieurs qu'il a inſéré dans ſa *Réponſe à l'Auteur du Traité des Tumeurs*, a adopté en même-tems toutes leurs obſervations & toutes leurs expériences.

Il réſulte de là, 1°. que la poudre du ſieur Keyſer n'eſt compoſée que de molécules imperceptibles de mercure, unies à l'acide végétal du vinaigre, ce qui forme une préparation mercurielle, très-différente du sublimé corrosif, où les mêmes molécules de mercure sont intimement unies avec des acides minéraux beaucoup plus forts.

Il en résulte, 2°. que le soupçon de l'Auteur du Traité des Tumeurs, quelque plausible qu'il fût, n'étoit pas fondé, mais en même-tems il en résulte qu'il n'y avoit dans ce soupçon rien d'injurieux pour le sieur Keyser, comme vous l'avez remarqué, puisqu'on ne lui attribuoit que de se servir d'un remede, que MM. Boerhaave & Van-Swieten, ont fait gloire d'employer.

Il en résulte, 3°. que la poudre de M. Keyser, dès qu'elle n'est plus du sublimé corrosif, mais du mercure simplement uni à l'acide du vinaigre, ne doit plus être regardée comme une préparation corrosive. J'en ai mis sur la langue à différentes reprises, elle y a excité un sentiment d'astriction assez vif & assez long, qui souleve l'estomac & fait beaucoup saliver; mais ces accidens se sont dissipés sans laisser aucun vestige sur la langue. J'ai fait plus.

J'en ai fait prendre à un chien à deux différentes repriſes une aſſez forte doſe, de 25 à 30 grains. Le chien a vomi peu de tems après & à différentes repriſes. Il a paru ſouffrir des tranchées & des coliques aſſez vives, par le trémouſſement de tout ſon corps & la maniere dont il ſe tenoit plié; il a enfin fini par foirer pluſieurs fois avec effort; mais tout cela a toujours ceſſé de ſoi-même, & le chien s'eſt trouvé le lendemain dans l'état naturel.

Il en réſulte, 4°. que les nauſées & le vomiſſement que le remede du ſieur Keyſer excite dans ceux qui en uſent; *que les tranchées & les envies d'aller, inutiles qu'il cauſe*; *que l'état de langueur & le mal au cœur preſque continuel qu'il attire, ne ſont pas à craindre pour l'ordinaire*, quand on connoît la nature de ce remede, & qu'on fait attention à la petite doſe que le ſieur Keyſer en donne, laquelle n'eſt guère que d'un grain ou d'un grain & demi ſur chaque dragée, comme je l'ai obſervé en faiſant fondre des dragées dans l'eau, & ramaſſant la poudre qui ſe précipitoit dans cette diſſolution. Ce remede donné à un chien, à une dose beaucoup plus grande, n'a pas eu de mauvaises suites, quoiqu'il y ait causé des accidens plus violens.

Il en résulte enfin, que ces dragées, données à des doses trop fortes, à des malades d'une constitution délicate, dont l'estomac & les intestins sont faciles à agacer, & en qui le genre nerveux est aisé à ébranler, ont pu causer des accidens fâcheux & allarmans, & en ont causé quelquefois réellement, comme il paroît par la description que le sieur le Grau, Major du Guet à cheval, fait de ce qu'il en a souffert luimême, & par le détail qu'on trouve dans les Journaux Œconomiques, des souffrances qu'ont essuyées les nommés Duval, le Sueur, Dupeanloup, & la nommée Petit, par l'usage du même remede.

M. Keyser doit être content sans doute de ce que je pense sur la nature & sur les effets de son remede, & il a raison de se louer de ma sincerité; mais je crains qu'il ne soit pas aussi satisfait du jugement que je vais porter de l'inefficacité de son remede dans la guérison des maux vénériens. On ne sçauroit dissimuler qu'il résulte de ce qu'on vient de dire de la nature de ce remede, qu'on n'en doit attendre presque aucun succès. On a vu 1°. que cette poudre n'étoit que du mercure pénétré par l'acide du vinaigre; qu'en la mettant sur la langue, elle n'y faisoit qu'une impression passagere & peu durable; qu'en la donnant à un chien, même à une grande dose, elle n'étoit suivie d'aucun accident bien fâcheux. Ces faits doivent faire soupçonner qu'elle n'est guère capable de faire de fort grandes impressions sur les parties internes.

2°. On a vu que la plus légère chaleur suffisoit pour séparer le mercure d'avec les parties de vinaigre qui y sont unies, & pour le remettre en petites gouttes de mercure coulant, d'où l'on a raison de conclure que la chaleur de l'estomac & des intestins doit révivifier de même le mercure qui est dans cette poudre, le séparer des parties acides du vinaigre, & par-là détruire l'activité de ce remede, ou du moins la réduire à l'activité du simple mercure coulant.

3°. On a vu que les dragées du sieur Keyser, ne contiennent guères qu'un grain ou un grain & demi de sa poudre blanche, ce qui ne peut guères contenir qu'un grain de mercure coulant; d'où l'on doit inférer qu'une si petite quantité de mercure & de mercure coulant qui n'entre que difficilement dans les veines lactées, ne sçauroit suffire à détruire le virus vérolique qui est dans le sang.

On peut donc affirmer avec confiance, que la poudre de M. Keyser, & que ses dragées dont elle fait toute la [illegible]u, ne valent pas dans le traitement des maux vénériens, l'usage de l'éthiops minéral par déflagration, de la panacée mercurielle ou du mercure doux, soit parce que les doses qu'il donne de sa poudre, sont beaucoup plus petites que celles qu'on donne de ces différens remédes, soit parce que l'activité de sa poudre est beaucoup moindre que celles de ces autres remedes. Cependant tout le monde convient que l'effet de ces remedes est toujours très-incertain dans le traitement des maux vénériens, & pour l'ordinaire très-insuffisant.

Mais on peut affirmer avec beaucoup plus de certitude encore que l'effet de la poudre & des dragées du ſieur Keyſer, ne peut point être comparé avec l'effet des frictions mercurielles, méthodiquement adminiſtrées. Ce n'eſt que par-là qu'on introduit dans le corps une quantité ſuffiſante de mercure, qu'on l'introduit immédiatement dans les parties affectées, & qu'on l'introduit par la peau ſans intéreſſer l'eſtomac ni les inteſtins, & ſans y cauſer aucune impreſſion. Ce n'eſt donc que par-là qu'on peut eſpérer de détruire radicalement le virus vérolique dans toutes les parties du corps, & de guérir tous les maux qu'il cauſe, pourvu qu'on ſçache modérer, conduire, régler l'action du mercure ſelon les regles de l'art, & ſelon l'exigence des cas particuliers.

On pourroit par ces raiſons ſeules décider du peu de ſuccès qu'on doit attendre du remede du ſieur Keyſer, ſi en cette matiere les raiſons *à priori*, c'eſt-à-dire; fondées ſur ce qu'on ſçait, ou qu'on croit ſçavoir de la nature des remedes, ſuffiſoient pour porter un jugement certain ſur leurs effets. Mais, vous ſçavez, Monſieur, qu'on ſe trompe ſouvent, quand on s'appuye en Médecine ſur de pareils raiſonnemens. C'eſt à l'expérience ſeule à décider *à poſteriori* avec certitude de l'effet, & par conſéquent de la vertu des remedes ; & c'eſt l'expérience que nous devons conſulter pour juger de ceux du ſieur Keyſer : or, cette expérience eſt abſolument contre lui, & détruit ſans reſſource toutes les eſpérances qu'il tâche de donner de l'efficacité de ſon remede. Voici, Monſieur, des témoins qui dépoſent contre le ſuccès des dragées du ſieur Keyſer ; des témoins inſtruits dans le traitement des maux dont il s'agit, & capables de juger de l'effet des remedes qu'on y employe ; enfin, des témoins qui ſe ſont élevés publiquement & dans des écrits imprimés contre les dragées de M. Keyſer. Vous en connoiſſez ſans doute, Monſieur, beaucoup d'autres, & vous pouvez, ſi vous voulez, en augmenter ma liſte.

M. Thomas, Chirurgien de Biſſêtre, qui avoit été chargé en 1755 de fournir au ſieur Keyſer des malades pour éprouver ses dragées, a rendu un compte public des accidens funestes que ce remede causa, & du peu de succès qu'il eut pour la guérison des malades, dans son *Préservatif sur les dragées anti-vénériennes du sieur Keyser*, où il rapporte le certificat de MM. Latier, Docteur-Régent, & Médecin de l'Hôpital-général, & Martinet, Chirurgien Major, qui ont vu & examiné deux des femmes sur qui l'épreuve avoit été faite.

M. Dibon, Chirurgien du Roi dans la Compagnie des Cent-Suisses, rapporte de même plusieurs exemples du mauvais succès de ces dragées dans ses *deux Lettres* de 1756, & dans ses *deux Mémoires* de 1757 & de 1758.

M. le Grau, Major du Guet à cheval, qui a fait usage des dragées de M. Keyser, & qui en a ressenti des effets violens sans aucun succès pour le mal contre lequel il les avoit prises, s'explique fortement là-dessus dans son *Avis au Public*, imprimé.

M. le Camus, Docteur-Régent de la Faculté de Médecine de Paris, parle dans les Journaux Œconomiques du *mois d'Août* 1756, & du *mois de Jan-*

vier 1757, de plusieurs malades, traités par le sieur Keyser, fort incommodés de l'usage de ses remedes, & finalement manqués. Il cite sur tous ces faits le témoignage de MM. de Laurembert, Marteau, Paris, ses collégues, & celui de MM. Brador, Chirurgien de Madame la Duchesse d'Orléans, & Goursault, Chirurgien du Châtelet de Paris.

L'Auteur du Traité des Tumeurs atteste *page* 428. du Tome II. qu'il avoit vu dans le mois d'Avril de la présente année *plus de douze personnes, qui après avoir pris le remede* de M. Keyser *pendant trois & quatre mois*, avoient le même *mal qu'auparavant & plus fort même, parce qu'il avoit empiré par le retardement*. Sûrement il a dû voir depuis ce tems-là beaucoup d'autres personnes dans le même cas.

On me mande de Paris, Monsieur, car j'y ai plus d'une correspondance, qu'il n'est presque point de Médecin, ni de Chirurgien qui ne puisse citer de pareils exemples. On me marque en même tems que M. Keyser lui-même commence à se défier de son remede, & qu'il a refusé de se charger d'une femme, bien malade, sous prétexte que son mal n'étoit pas du ressort de ses dragées, & il a bien fait; car il l'auroit certainement manquée, comme il lui est déja arrivé à l'égard d'une autre femme, dont il se chargea contre l'avis d'un Médecin qui tâchoit de l'en dissuader; qu'il garda chez lui pendant cinq à six mois; à qui il fit prendre plus de cinq cens dragées; qu'il ne put pas guérir, & qu'il fallut renvoyer enfin au même Médecin qui l'avoit exhorté à ne pas l'entreprendre, & qui malgré le progrès que le mal avoit fait entre les mains de M. Keyser, vint à bout de la guérir.

Qu'oppose le sieur Keyser à tant de faits si précis; à cette nuée de témoins, éclairés & connus; à ce cri général? Deux foibles raisons, qui sont cependant le fond de sa défense & par lesquelles il croit pouvoir établir le mérite de son remede; *l'une* prise des éloges que les Journaux, les Mercures, & peut-être même les Gazettes en ont fait; *l'autre* fondée sur les certificats nombreux donnés en faveur de son remede.

I. Il eſt vrai que les Mercures produiſent de tems en tems de longues liſtes des malades qu'il prétend avoir guéris ; mais ces malades ſont toujours des ſoldats aux Gardes-Françoiſes, car ce n'eſt que ſur eux que ſon remede opére efficacement. Il eſt vrai encore que quelques Journaux ont parlé avantageuſement de ſes dragées, & que le Journaliſte de Médecine même, ſi diſcret ſur cette matiere, à ce qu'il prétend, épuiſe ſon éloquence en ſa faveur, comme la plûpart des autres. Peut-être même que les Gazettes ſe ſont jointes aux Mercures & aux Journaux pour tenir le même langage.

Mais on ſçait à quel prix l'on obtient cet ſortes d'éloges. Il n'y a que les Empiriques qui veuillent employer de pareilles voies ; les gens d'honneur & de mérite attendent que leurs œuvres les faſſent connoître.

Quel avantage le ſieur Keyſer peut-il donc ſe promettre de pareilles louanges, données ſans connoiſſance & ſans réflexions. On ſçait qu'elles ne ſervent à Paris qu'à deshonorer ceux qui les achetent ; & au train que les choſes commencent à prendre, la province même n'en ſera pas long-tems la dupe.

II. Il ſemble que les Certificats mériteroient un peu plus d'attention ; mais quelle foule de réflexions ne s'éleve-t-il pas contre l'abus qu'on en fait.

1°. On ne produit jamais que les Certificats favorables, & on ſe garde bien de montrer ceux qui ne le ſont pas. De cette maniere, on ne ſçait que ce qui eſt avantageux à celui qui les préſente, & on ignore tout ce qui pourroit faire contre lui. Cependant comme il n'y a point de remede qui réuſſiſſe également dans tous les cas & ſur tous les ſujets, il faut, pour décider de la confiance qu'il mérite, être informé de ſon ſuccès, à *charge* & à *décharge*.

2°. On n'a aucune certitude que les certificats qu'on produit, ſoient vrais. On n'en montre point les originaux ; & quand on les montreroit, on ne connoît ni l'écriture, ni le ſeing, ni ſouvent même le nom de ceux qui les ont donnés. N'eſt-il pas facile de multiplier à ſon gré le nombre de ces certificats ; & peut-on douter qu'on n'ait employé ſouvent un pareil artifice ?

3°. Quand les certificats produits seroient véritablement de ceux dont ils portent le nom, en seroient-ils tous plus dignes de croyance. On les prend ordinairement de toutes mains ; & dans le nombre de ceux qui les donnent, combien d'ignorans qui ne connoissent ni le mal dont ils prétendent avoir été guéris, ni le remede qui les a guéris, & à qui par conséquent il est si aisé d'en imposer. Combien de *Fraters* aussi ignorans que les malades même, & plus présomptueux, qui s'érigent en Esculapes, & qui donnent des certificats peu judicieux.

4°. A l'égard des certificats qui peuvent venir de personnes mieux instruites, combien de raisons doivent en infirmer la vérité. Les uns donnent par complaisance les certificats qu'on leur demande. Comment refuser, disent-ils, un plaisir d'une si petite conséquence. J'en ai vu plusieurs de cette espéce, signés par des Médecins de réputation, mais trop faciles. D'autres les donnent par crainte. On connoît les gens qu'on peut intimider & obliger à déguiser la vérité. Il y en a plus

plus d'un exemple dans la conduite du ſieur Keyſer. D'autres enfin, & en grand nombre, les donnent par intérêt, & M. Keyſer pourroit nous en dire des nouvelles. Il a envoyé des émiſſaires dans les principales villes du Royaume, & peut-être de l'Europe. Il leur a vendu à bon marché de ſes dragées, & les a exhortés de les faire valoir chacun dans l'endroit qu'il a choiſi. Ils regardent tous cette commiſſion comme le fondement de leur fortune, & Dieu ſçait avec quel zele ils prônent ce remede comme infaillible, & donnent des certificats au ſieur Keyſer tels qu'il les demande.

5°. C'eſt par ces moyens que tous les Empiriques tâchent d'accréditer les remedes qu'ils vendent. Il n'en eſt point qui ne produiſe des certificats très-forts & très-nombreux. Le ſieur Keyſer eſt encore fort loin d'en être auſſi bien pourvu que le ſieur Cotet pour ſon elixir, le ſieur Arnould pour ſes ſachets, le ſieur Chartrey pour ſa poudre purgative, & tant d'autres pour leurs ſecrets chimériques. Le ſieur Keyſer prétend-t-il qu'on doive déférer à de pareilles preuves pour ce tas d'Empiriques ; mais s'il les croit insuffisantes pour les autres, comment ose-t-il y compter en sa faveur ?

Je lui conseille donc d'abandonner tout ce vain étalage, & de se fixer à la seule preuve qui puisse décider la question. Il ne suffit pas d'alléguer les éloges des Mercures & des Journaux, il ne suffit pas de présenter des certificats de Bordeaux, de Marseille, de Grenoble, qui disent que ses dragées y font des cures merveilleuses : il faut les faire ces cures-là à Paris, & les faire sous les yeux des personnes instruites & capables d'en décider. On peut lui dire ce qu'un railleur dit autrefois à un homme, qui se vantoit d'avoir fait un saut merveilleux dans l'Isle de Rhodes: *Voici*, lui dit-il, *l'Isle de Rhodes, faites ici devant nous le saut dont vous vous vantez: En Rhodus, en & saltus.*

Mais pour faire cette épreuve, il ne faut pas choisir pour juge l'Académie Royale des Sciences. Je connois & je respecte les lumieres supérieures de ceux qui la composent, soit dans l'Astronomie, dans la Géométrie, dans la

Méchanique, ſoit dans l'Anatomie, la Chymie & la Botanique. Mais ces Sciences ne rendent pas capables de décider dans l'épreuve dont il s'agit. Il faut pour cela des Praticiens conſommés, qui ſçachent diſtinguer une maladie dont le diagnoſtic eſt de ſa nature très-difficile, qu'on méconnoît ſouvent où elle eſt, & qu'on croit ſouvent reconnoître où elle n'eſt pas; qu'on confond ſi facilement & ſi communément avec le ſcorbut, les écrouelles, les rhumatiſmes, la goutte, &c, *Judicium difficile.* Il faut ſur-tout des Praticiens qui ſoient capables de juger de la réalité de la guériſon; car ſouvent les accidens ne ſont que palliés, ſans que la cauſe en ſoit détruite. Souvent les accidens ſubſiſtent, mais les malades les cachent. Quelquefois on ne reconnoît pas le germe du mal, qui ne ſe cache que pour reparoître avec plus de violence. A quoi peut ſervir dans tous ces différens cas la connoiſſance des ſciences Académiques, à quelque dégré qu'on la ſuppoſe?

Je prévois, Monſieur, que vous m'objecterez qu'il y a dans l'Académie des

Sciences, des Médecins très-inſtruits; & en qui ſe trouvent réunies les qualités néceſſaires pour être juges dans cette matiere. J'en conviens, Monſieur; mais ces Médecins ſont trop ſages pour oublier qu'ils ne ſont de l'Académie qu'en qualité d'Anatomiſtes, de Chymiſtes, de Botaniſtes, & que ce n'eſt pas en cette qualité qu'ils peuvent juger de la valeur du remede du ſieur Keyſer. D'ailleurs, Monſieur, s'ils pouvoient ne pas faire cette réflexion, leur conduite pourroit tirer à conſéquence. Je ſçais que les Médecins qui ſont aujourd'hui de l'Académie des Sciences, ſont des Praticiens habiles & inſtruits; mais c'eſt un bonheur qui n'eſt pas toujours arrivé, & qui peut-être n'arrivera jamais plus au même dégré; car les grands Praticiens ne recherchent point, & n'ont jamais recherché d'être de ce corps, parce qu'ils n'ont pas cru que cela pût s'accorder avec leurs occupations. Or, s'il arrive jamais que les Médecins qui feront de l'Académie, ne ſoient que des Anatomiſtes, des Chymiſtes, & des Botaniſtes, faudra-t-il dans ce cas leur déférer le jugement des questions de pure Médecine, & des questions sur-tout qui demandent la connoissance de la plus grande pratique ? Il est bien évident que non ; il est donc évident aussi que s'il ne faut pas leur attribuer dans ce cas la décision des questions de Médecine, il ne faut la leur attribuer jamais ; car on ne peut pas compter raisonnablement sur un hasard aussi heureux que celui qui rassemble aujourd'hui tant de Médecins-Praticiens dans l'Académie.

J'oubliois, Monsieur, de vous dire une raison encore plus forte, & que vous sçavez mieux que moi. La Faculté, instruite des démarches du sieur Keyser, & les regardant comme contraires à ses droits indubitables, a rappellé ses Docteurs auprès d'elle en les exhortant, & en même-tems en leur enjoignant de ne point accepter d'aucune autre Compagnie, la commission de juger & de décider des épreuves que le sieur Keyser offre de faire sur la vertu de son remede. Ces Médecins qui sçavent ce qu'ils doivent à la Faculté leur mere, reconnoîtront sa voix, & voilà l'Académie privée des seuls juges qu'elle pouvoit employer dans cette discussion.

Il faut donc que le sieur Keyser revienne à la Faculté, & c'est-là le seul tribunal compétent. C'est devant elle, ou devant les Médecins qu'elle commettra, que doivent se faire les épreuves de son remede. Si elles réussissent, la Faculté lui en donnera les certificats les plus authentiques & les plus décisifs, & les lui donnera avec joie; car elle souhaite sincerement les progrès de la Médecine, & est toujours prête à favoriser les découvertes utiles. Mais aussi si le succès ne répond pas à son attente, qu'il n'espere de la Faculté ni grace ni complaisance. Elle est incapable de trahir son devoir & de laisser accréditer, comme bon & utile, un remede qu'elle aura reconnu inefficace.

C'est au sieur Keyser à se bien examiner. S'il est aussi sûr, qu'il le dit, de l'effet de son remede, le succès est certain, & il se tirera de cette épreuve avec gloire. Je ne lui cache pas que le revers sera fâcheux pour lui dans la supposition contraire. Mais au point où les choses sont venues, il ne luì eſt plus permis de reculer; il faut juſtifier devant la Faculté ce qu'il avance, ou renoncer à l'eſpérance de faire illuſion à perſonne. De ſi puiſſans motifs doivent le déterminer. Auroit-il moins de confiance en ſon remede, que le Fumigateur en ſa fumigation, lequel n'héſita point à prendre la Faculté pour juge? Je ſçais; & il ſçait ſans doute lui-même, que le ſuccès ne fut pas heureux pour cet Empirique; mais enfin, dût-il lui en arriver autant, il eſt beau de périr ſur la bréche, comme le Fumigateur.

Si le ſieur Keyſer prend le parti que je lui propoſe, comme je crois qu'il le doit, je vous prie très-inſtamment, Monſieur, de m'inſtruire ponctuellement de tout ce qui ſe paſſera dans cette affaire. Je ſuis, &c.

POST-SCRIPTUM.

IL FAUT, Monſieur, que vous ayez dit que j'écrivois ſur les Dragées de M. Keyſer, car il me vient de Paris des lettres de tous côtés pour m'informer des mauvais ſuccès qu'elles continuent d'y avoir. Deux Docteurs Régents de la Faculté de Médecine, me mandent séparément, qu'ils voient des malades, qui, après avoir pris long-tems des dragées du sieur Keyser, & en avoir été fort incommodés, sont sortis de ses mains en plus mauvais état qu'ils n'y étoient entrés, & se font actuellement traiter sous leurs yeux par la voye des frictions. Trois Chirurgiens de S. Côme, m'ont envoyé des relations pareilles, où l'on fait des descriptions encore plus touchantes de ce que les malades avoient souffert entre les mains de M. Keyser, & du triste état où ils étoient quand ils l'ont quitté.

Je n'ai garde, Monsieur, de vous envoyer tous ces détails, parce que je crois que vous en sçavez sur cela plus que moi; mais je ne sçaurois m'empêcher de vous communiquer une relation écrite par le malade même, dont la naïveté paroît garantir la vérité. Le malade se nomme sans façon au pied de sa relation, mais je crois devoir supprimer son nom. Le valet de chambre de M. le Maréchal Duc de Biron le connoît, & cela suffit pour l'instruction de M. Keyser.

J'AI pris pendant un an le remede du sieur Keyser, qui m'étoit administré par le sieur Dupont, valet-de-chambre Chirurgien de M. le Duc de Biron, pour un écoulement vénérien. Les trois premiers mois, on m'a donné par jour quatre dragées, deux le matin, & deux le soir, de la grosseur d'un pois. Au bout de ce tems, on me dit que je devois être guéri, quoique l'écoulement subsistât. Sur ce témoignage j'ai vû une fille. Un mois après, comme j'étois toujours souffrant, je me suis plaint au valet-de-chambre de M. le Duc de Biron, qui m'a réitéré les dragées comme auparavant, à l'exception que celles du soir étoient, à ce que l'on m'a dit, différentes : elles l'étoient réellement pour la couleur. Ce second traitement a encore duré trois autres mois. L'on m'a laissé reposer environ un mois pour voir si mon écoulement cesseroit de lui-même. Comme il ne tarissoit point, on m'a fait recommencer sur nouveaux frais ; même traitement, même succès. Pendant tout ce tems, j'ai eu continuellement des coliques affreuses, & quelques envies de vomir. Au bout de l'année complette, je ne pouvois plus digé-

rer, ni marcher, ni remuer les membres: j'avois aussi des étourdissemens & beaucoup de bluettes: j'étois & suis encore sourd. Dans cette crise, il m'a paru de nouveau quatre chancres, la fiévre, dépôt aux testicules, ce qui a fait craindre pendant cinq semaines pour ma vie, malgré les secours méthodiques qu'on s'empressoit de me donner. Tout ceci est à la connoissance de plus de vingt personnes, toutes dignes de foi. Il me reste à présent à me faire guérir, à quoi je me dispose. A Paris le 15 Septembre 1759.

Au reste, sçaviez-vous, Monsieur, que le sieur Keyser débitoit à Paris, il y a six ou sept ans, une poudre rouge fébrifuge, avec laquelle il prétendoit guérir toutes sortes de fiévres intermittentes sans saignées, ni purgations. On m'en a envoyé plusieurs paquets, mais cette poudre ne prit pas dans le public, & comme il falloit vivre, il y a substitué la poudre blanche anti vénérienne, dont il fait ses dragées. Quelque peine qu'il prenne pour tâcher d'étayer ce nouveau remede, je prévois que la poudre blanche aura bien-tôt le sort de la poudre rouge.

ANALYSE

De Messieurs PIAT & CADET, *Maîtres Apoticaires Associés, à Paris.*

LA Poudre dont M. Keyser compose ses Dragées Anti-vénériennes est d'un banc sale. Elle blanchit l'or & le cuivre, lorsqu'on les frotte avec cette Poudre, ce qui peut servir à prouver qu'elle est une composition mercurielle. La premiere impression qu'elle laisse sur la langue, lorsqu'on la goutte, n'est presque pas sensible; mais peu après il reste dans la bouche un goût fade & métallique, qui ne se détruit qu'avec peine. Cette Poudre mise & agitée dans de l'eau chaude, se colore en un jaune sale; cette couleur jaune nous ayant fait soupçonner dans cette Poudre l'acide vitriolique, uni au mercure, nous l'avons comparée au turbith minéral, & nous en avons fait l'expérience suivante.

Nous avons pris un demi-gros de la

Poudre de M. Keyſer, nous l'avons mis dans une petite cuilliere de fer ; cette cuilliere a été expoſée ſur des charbons ardens ; quelques minutes après, lorſque la cuilliere a commencé à s'échauffer, nous en avons vu s'élever des vapeurs, & dans le même tems, nous avons remarqué que la ſurface interne de la cuilliere, étoit garnie de petits globules de mercure, que le feu faiſoit auſſi-tôt diſparoître. Alors nous avons apperçu dans la cuilliere une matiere noire qui a pris feu, comme auroit fait de l'amadou, & qui a laiſſé une poudre de couleur de ſaffran de Mars.

Surpris de cette couleur, nous imaginâmes devoir l'attribuer à quelques portions de fer que la partie ſaline de la Poudre auroit pénétré & réduit à l'état de chaux. Nous répétâmes l'expérience dans une capſule de verre, & nous y reconnûmes les mêmes phénomènes que dans la cuilliere de fer. Le turbith minéral a été éprouvé de la même maniere, dans le même tems & au même feu. Nous n'y avons obſervé autre choſe, ſinon que ſa couleur s'eſt foncée au rouge du *minium* ; jetté alors ſur un marbre, il a repris ſa premiere couleur jaune en refroidiſſant.

Cette expérience toute ſimple qu'elle eſt, fait voir la volatilité de la Poudre de M. Keyſer, & la fixité du turbith minéral. Elle prouve auſſi que cette Poudre n'eſt pas du turbith.

Nous avons pris deux gros de la Poudre, nous les avons mis dans un matras d'Italie, nous avons verſé pardeſſus deux onces d'eau diſtillée. Le matras a été expoſé au feu pendant ſept à huit minutes, ayant ſoin de l'agiter, pour empêcher que la Poudre ne ſe précipitât au fond. Le mêlange, en bouillant, s'eſt élevé ſubitement juſqu'au col du matras, & nous en avons vu ſortir une quantité de groſſes bulles d'air.

Quoique l'eau fût chaude, lorſque nous l'avons verſée ſur la Poudre, elle ne lui a fait contracter aucune nuance de jaune. L'ébullition n'en a pas fait d'avantage ; mais au lieu de devenir jaune, elle a pris une couleur cendrée. Cette variété doit paroître d'autant plus étonnante que nous venons de dire, qu'il ſuffiſoit d'agiter cette Poudre dans de l'eau chaude, pour lui donner la couleur jaune.

Intrigués de cette contradiction, & ne pouvant en deviner la cauſe, nous avons répété différens mêlanges, qui nous ont appris que l'eau chaude & la froide, opere de la même maniere ſur cette Poudre, c'eſt-à-dire, que ſi l'on y verſe une petite quantité d'eau proportionnée, froide, ou chaude, on n'obtiendra pas la couleur jaune. Mais que cette couleur ſe manifeſtera telle que nous l'avons annoncée d'abord, ſi l'on emploie une grande quantité d'eau; nous n'entreprenons pas de donner raiſon de ce phénomène. Nous nous contentons de le rapporter.

Le mêlange, après avoir bouilli, comme nous venons de le dire, a été jetté ſur un filtre, la Poudre reſtante ayant été ſéchée dans le filtre même, à une douce chaleur, a peſé un gros & quarante-huit grains.

La liqueur filtrée étoit limpide & ſans couleur, la dégustation nous y a fait reconnoître un goût ſemblable à celui d'une eau mercurielle affoiblie, ce qui nous a donné lieu de croire qu'elle étoit chargée d'un ſel quelconque uni à du mercure; cette liqueur évaporée juſqu'à un certain point dans une capſule de verre, à la chaleur du bain-marie, a fourni un ſel neigeux & argentin, qui, diſſout dans l'eau diſtillée, a donné avec l'alkaly fixe un précipité jaune-citron, & avec l'alkaly volatil, un précipité gris-d'ardoiſe.

Voulant faire la comparaiſon de ce ſel avec le ſublimé corroſif, nous avons diſſout de ce dernier dans de l'eau diſtillée. L'alkaly fixe, verſé dans cette diſſolution, a produit un précipité rouge orangé, & l'alkaly volatil, un précipité très-blanc.

Non contens de cette expérience, nous avons eu recours à la diſtillation, dans l'idée que s'il y avoit dans la Poudre la moindre partie de ſublimé corroſif, il ſe manifeſteroit par la ſublimation. C'eſt pourquoi nous avons mis dans une petite cornue de verre luttée, quatre gros de la Poudre, la cornue placée ſur les barres d'un fourneau de réverbere, on y a adapté un récipient que l'on a exactement lutté. Le feu a été administré par dégrés. Il a passé dans le récipient quelques gouttes d'une liqueur très-claire, auxquelles ont succédé des vapeurs blanches qui se sont condensées en liqueur : il s'est ensuite élevé au col de la cornue du mercure, sous la forme ordinaire de globules ; la matiere restante dans la cornue étoit noire. Le feu a été poussé au point de faire rougir la cornue. Alors son col s'est garni de taches noires, & la matiere du fond n'a pas changé de couleur ; mais ayant donné un peu d'air aux jointures, par le moyen d'une tubulure que nous y avions pratiquée, la matiere noire a brûlé comme de l'amadou, & a pris la couleur d'un saffran de Mars.

Les vaisseaux refroidis, nous avons trouvé dans le récipient deux scrupules de liqueur distillée, ayant l'odeur du vinaigre radical le plus concentré. La cornue cassée, nous avons ramassé les globules de mercure, qui ont pesé près de trois gros ; & la matiere restante dans la cornue a pesé huit grains, quoique par son volume elle parût devoir en peser quinze ou vingt.

L'odeur du vinaigre s'étant sensiblement manifestée dans cette Analyse, nous avons saturé la liqueur du récipient avec de l'huile de tartre par défaillance, il s'est aussi-tôt formé, à la superficie du mêlange, un sel folié très-blanc, qu'une légere & prompte évaporation a rendu semblable à une terre foliée de tartre bien préparée, du moins à en juger par sa configuration & par la propriété qu'il a de se résoudre en liqueur lorsqu'il est exposé à l'air; car il en differe en ce qu'il blanchit le cuivre, & qu'il laisse dans la bouche un goût fade & désagréable, qui ne se perd qu'avec peine;

dans la distillation de cette Poudre, l'acide radical du vinaigre volatilise avec lui une portion de mercure, de même que dans la distillation des crystaux de Vénus, l'acide du vinaigre volatilise du cuivre.

La terre foliée de tartre n'étant autre chose que l'alkaly fixe uni à l'acide du vinaigre concentré, cette derniere expérience prouve clairement que la préparation de M. Keyser, est un mercure uni à un acide végétal très-concentré, & vraisemblablement à l'acide radical du vinaigre.

Cette union du mercure à un acide végétal, est digne d'attention ; elle n'est cependant pas aussi intime que l'union du mercure avec les acides minéraux, puisque la moindre chaleur est suffisante pour en désunir les parties. Qu'au contraire la combinaison du mercure avec les acides minéraux, sur-tout avec l'acide du vitriol & l'acide du sel marin, souffre un feu assez vif dans les vaisseaux fermés, sans se décomposer, & que le feu semble même en unir davantage les parties.

Tels sont exactement les produits que nous a fourni l'Analyse scrupuleuse que Monseigneur le Maréchal Duc de Biron nous a chargé de faire, en nous remettant lui-même la Poudre de M. Keyser, sur laquelle nous avons fait les expériences dont nous rendons compte, & desquelles il résulte que cette Poudre n'est ni un turbith minéral, ni un sel nitreux mercuriel, puisqu'elle ne nous a fourni aucune vapeur d'acide nitreux, ni un sublimé corrosif, ni un mercure doux ; mais un mercure uni à l'acide végétal le plus concentré.

Les Dragées qui nous ont été remises en même tems que la Poudre, ne sont autre chose que la Poudre même, dont on a fait une pâte avec de la manne, & que l'on a divisée en pillules de quatre grains. Fait à Paris, le 8. Juin 1759.

Signé [illegible] & CADET.

APPROBATION.

J'AI lû par ordre de Monseigneur le Chancelier un Manuscrit qui a pour titre : *Recueil de Pieces concernant le Traité des Tumeurs*, &c. & je n'y ai rien trouvé qui en puisse empêcher l'impression. A Paris ce 7 Septembre 1759.

BARON.

www.ingramcontent.com/pod-product-compliance
Ingram Content Group UK Ltd.
Pitfield, Milton Keynes, MK11 3LW, UK
UKHW020922180726
13838UKWH00002B/710